# Grundgymnastik

Von

## Niels Bukh
Gründer und Vorsteher der Gymnastik-Hochschule
Ollerup in Dänemark

Auf Deutsch herausgegeben von

## Anna Sievers
Lehrerin und Turnlehrerin in Hamburg

Siebente Auflage
26. bis 31. Tausend
Mit 257 Übungsbildern

Springer Fachmedien Wiesbaden GmbH 1927

ISBN 978-3-663-15384-9  ISBN 978-3-663-15955-1 (eBook)
DOI 10.1007/978-3-663-15955-1

Das Schattenbild des Buchumschlags zeichnete Ilse Pierstorff

Schutzformel für die Vereinigten Staaten von Amerika:

Coppyright 1927 by Springer Fachmedien Wiesbaden
Ursprünglich erschienen bei B. G. Teubner in Leipzig 1927.

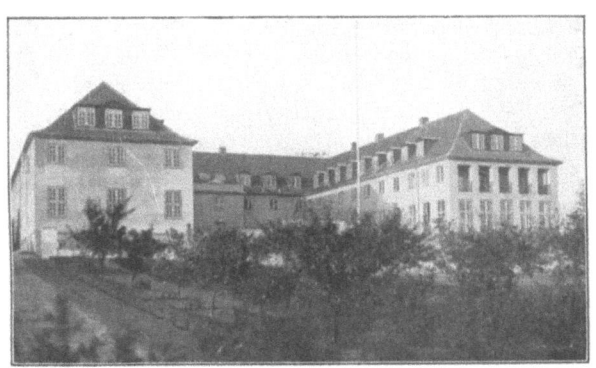

Gymnastik-Hochschule in Ollerup.

# Geleitwort.

Der vollständige Titel dieses Buches lautet im Dänischen „Primitive Gymnastik oder Grundgymnastik". Auf das Primitive legt Niels Bukh hier das Hauptgewicht, und gerade darin äußert sich die Größe dieses Mannes, daß er mit den einfachsten und natürlichsten Mitteln die höchsten Erfolge erzielt.

Niels Bukhs Verdienst ist es, wertvolles Material des schwedischen Turnens, das der Vergessenheit zu verfallen drohte, uns erhalten zu haben. Es handelt sich um die allereinfachsten, „vorbereitenden" Übungen des Schweden Ling, die als zu leicht und unbedeutend eingeschätzt, lange Jahre hindurch unbenutzt gelegen haben; Niels Bukh hat diese, ihren hohen Wert erkennend, zu neuem Leben erweckt. Sein zweites und größeres Verdienst besteht darin, daß er den Lingschen Übungsvorrat durch sinnreiche Neuschöpfungen bereichert und so plan- und wirkungsvoll zu einer neuen Arbeitsweise gestaltet hat, daß er damit in wenigen Monaten mehr erreicht als andere mit kunstvollen Systemen in Jahren.

## IV

Für Niels Bukhs Turnweise vermeide ich absichtlich das Wort System; denn zu leicht verbinden wir mit diesem Begriff die Vorstellung von etwas Totem, Starrem. Niels Bukhs Turnen aber ist Leben, Arbeit, bis zum höchsten angespannte Tatkraft, überquellende Gestaltungsfreude, Ausnutzung der Zeit bis zum Äußersten. Da geht keine Minute verloren mit Antreten und dergleichen; es gibt keine Pausen zwischen den einzelnen Übungen; die neue Übung wird angegeben, während noch die vorige ausgeführt wird, und auf einen kurzen, anfeuernden Befehl wechselt die Arbeit von einer Übung in die andere. Der Schweiß strömt und macht sich nach Übungen im Liegen gar auf dem Fußboden bemerkbar; doch dafür sind hinterher die Brausebäder gut, die sich gleich neben der Halle in den Ankleideräumen befinden. Und diese Halle der Gymnastikhochschule in Ollerup! Groß, hell, luftig, der Boden frei von jeglichem Gerät und sauber, sauber! Jeden Morgen wird alles naß gründlichst gereinigt und nicht genug damit, wird der Boden von den Schülern selbst nach jeder Stunde feucht aufgewischt. Das geschieht überall in Dänemark und Schweden. Einer unserer Hamburger Turnsachverständigen sagte einmal, dort könnte man sein Butterbrot auf den Fußboden legen. So muß es aber auch sein; Sauberkeit und reine Luft sind die ersten Bedingungen für eine vernünftige Pflege von Leibesübungen. Es ist eine Sünde, Turnunterricht bei geschlossenen Fenstern zu erteilen, in einer Halle, wo der Staub wirbelt. Armes Deutschland, du gibst viel Geld aus für Lungenheilanstalten und andere Krankenhäuser, was du sparen könntest, wenn du mehr für die Reinhaltung deiner Turnhallen verwenden würdest! Doch zurück zu unserer schönen Halle in Ollerup! Alle beweglichen Geräte sind in Nebenräumen untergebracht; die Wände dagegen sind mit der wertvollen Sprossenwand bedeckt, so daß etwa 50 Schüler gleichzeitig daran turnen können, und unter der Decke hängen 8 lange Querbalken und 12 Taue, die leicht und schnell heruntergelassen werden können. Alles geht wie im Fluge, doch ohne Überstürzung. Überanstrengung! ach nein — ich selbst habe dort 1920 mit der kräftigen Landjugend zusammen geturnt, und obgleich ich infolge der Unterernährung während der Kriegsjahre sehr geschwächt war und die 40 bereits überschritten hatte, empfand ich nach solchen

Übungsstunden in primitiver Gymnastik nur eine wohltuende allgemeine Ermüdung, niemals Turnschmerzen, selbst nicht nach einundeinhalbstündigem ununterbrochenem Turnen. Ich habe auch von seiten der Schülerinnen niemals ein anderes Bedauern vernommen, als daß das Turnen am Sonntag ausfiel. Mit immer gleicher Freude und gleichem Eifer strömten sie zum Turnunterricht, fühlten sie doch nur allzu gut, wie ihre Kraft und ihre Geschicklichkeit von Tag zu Tag zunahmen und wie ihnen der Körper, von Stunde zu Stunde geschmeidiger und loser werdend, immer williger gehorchte.

In sieben Wochen hatte Niels Bukh damals im Sommerkursus 1920 die primitive Durchbildung der jungen Mädchen vollendet; dann begann er mit Vorführungsgymnastik. Die Schüler sollten zeigen, was sie an Geschmeidigkeit, Kraft und Gewandtheit erworben hatten. Und wie wunderschön wirkten ihre Vorführungen! Mit Worten kann ich es kaum beschreiben. Niels Bukh versteht es, wundervolle Übungsgruppen zusammenzustellen. Er ist ein großer Dichter in körperlicher Darstellung. Alles folgt so einfach und natürlich aufeinander, als ob es nicht anders sein könnte; aber gerade durch seine schlichte Schönheit wirkt es so ergreifend. Er befiehlt auch nicht bei solchen Vorführungen, sondern gibt den Schülern nur eine kurze Beschreibung des gymnastischen Bildes, das sie darbieten sollen, und die Schüler arbeiten dann selbständig, im eigenen Rhythmus, der weder durch Musik, noch durch andere äußere Hilfsmittel unterstützt wird. Sie richten sich einer nach dem andern mit feinem Taktgefühl und Verständnis für den Rhythmus und die Form der verschiedenen Bewegungen. Alles geht in schönster Übereinstimmung, in ruhiger, vornehmer Art, in fließender Bewegungslinie von einer Stellung in die andere über. Man konnte nicht denken, daß man einfache Landmädchen vor sich hatte. Die stolze Anmut ihrer Bewegungen, der durchgeistigte Gesichtsausdruck — alles atmete reine Schönheit! Das war keine Tändelei, sondern höchste Kraftentfaltung, nichts Äußerliches, Gekünsteltes, sondern wahre Kunst, aus dem Innern stammend, die darum auch zu Herzen ging und die Zuschauer mit Andacht erfüllte. Ich kann es Niels Bukh nicht genug danken, daß er mich schon damals 1920 zu seinem ersten Kursus an seiner eigenen

Gymnastikschule zugelassen hat. Ich habe auch in den folgenden Jahren, den gütigen Einladungen meines verehrten Lehrers und Freundes folgend, in den Sommerferien dort als Gast geweilt und bin immer aufs neue ergriffen worden von seinen vollendet schönen Vorführungen.

Und diese Vollkommenheit der körperlichen Ausbildung erreicht Niels Bukh durch seine Grundgymnastik. Ein Amerikaner hat diese Turnweise als das Turnen der Zukunft bezeichnet und nicht mit Unrecht; denn Niels Bukhs Turnen hat nicht nur für Dänemark Bedeutung, sondern für die ganze Menschheit. Bedeutende Turnpädagogen aller Länder haben seinen Wert erkannt und suchen es weiter zu verbreiten. Schon 1912 hat Niels Bukh als Leiter der dänischen Konkurrenzabteilung bei den olympischen Spielen in Stockholm die höchste Anerkennung geerntet. 1913 leitete er eine Abteilung dänischer Gymnasten auf einem internationalen Kongreß für Körpererziehung in Paris, wo er wiederum große Begeisterung hervorrief, und zwar nicht nur unter den Turnern, sondern auch unter Pädagogen, Ärzten und andern Gelehrten. Den Höhepunkt seiner Leistungen erreichte er jedoch erst in Ollerup. 1914 wurde an der dortigen Hochschule eine besondere Abteilung zur Ausbildung von Turnwarten errichtet und Niels Bukh zu ihrem Leiter berufen. Mit 12 Schülern begann er dort seine Ausbildungstätigkeit; die Schülerzahl stieg von Jahr zu Jahr in so hohem Maße, daß der Platz nicht mehr ausreichte. Voll kühnen Wagemuts und festen Gottvertrauens begann deshalb Niels Bukh mit der Errichtung einer eigenen Schule. Nach der Grundsteinlegung im Juli 1919 bewilligte der Staat 50 000 Kronen dafür; die übrigen großen Kosten von über 400 000 Kronen hat Niels Bukh aus eigener Kraft mit Hilfe seiner dankbaren Schüler und treuen Freunde beschafft. Am 1. Mai 1920 wurde die Schule eröffnet; die Schülerzahl war inzwischen auf 405 gestiegen und hat heute das erste 1000 überschritten.

Wie ein Schloß erhebt sich der stattliche Bau im schönsten Teile Fünens. In unmittelbarer Nähe der Hochschule Ollerups ist die Gymnastikhochschule gelegen auf einer Anhöhe bei der Landstraße, die vom Svendborg nach Faaborg führt, weithin sichtbar, mit schöner Aussicht über Seen, Moore und waldbekleidete Hügel. Das ist die erste und einzige Turnhochschule Dänemarks, die in der ganzen Welt nicht ihresgleichen hat, ein stattlicher, dreiflügeliger Bau von drei Stockwerk Höhe, umgeben von einem großen Garten, Turn= und Spielplätzen. Unser Bild zeigt die Rückansicht. Der Schule gegenüber liegt das große Stadion, dessen feierliche Einweihung jetzt im Juli in Gegenwart des Königs und seiner Minister stattgefunden hat, bei welcher Gelegenheit Niels Bukh Ritter des Danebrog wurde. Auch ihren eigenen Bauernhof besitzt die Schule. Wohl= eingerichtet ist sie auch im Innern, doch der Raum verbietet leider sich weiter darüber auszulassen. Wer es irgend ermög= lichen kann, die Schule selbst zu besuchen, wird seine Erwartun= gen nicht getäuscht finden. Von nah und fern strömen die Schüler und Gäste herbei. Ich habe dort außer Dänen Schüler oder Gäste aus Schweden, Norwegen, Island, Finnland, Eng= land, Österreich, Böhmen, Palästina, ja sogar aus Nord= und Südamerika und Japan getroffen. Voll Bewunderung für Niels Bukh und sein Turnen kehren die Ausländer zurück und suchen in ihrer Heimat energisch für diese Turnweise zu wirken. Viele Einladungen aus den verschiedensten Ländern sind an Niels Bukh ergangen, sein Turnen in der Fremde vorzuführen. Be= reitwillig folgt er diesen, wenn es seine Zeit erlaubt. So ist er mit Schülern in Österreich, Italien, der Schweiz, Belgien, Frank= reich und Deutschland gewesen. England und Polen erwarten noch seinen Besuch. Jetzt wird er zunächst nach den Vereinigten Staaten von Nordamerika reisen, von denen er bereits im vori= gen Jahre eine liebenswürdige Einladung erhalten hat. Man erwartet ihn dort mit einer Abteilung junger Männer und einer junger Mädchen und hofft, daß er in einer Zeit von drei Monaten sein Turnen und seine Tänze in 40 Städten von Neuyork bis San Franzisko vorführen wird.

Möchte Niels Bukhs Buch dazu beitragen, den vielen, die jetzt bei uns in Deutschland nach einer besseren körperlichen Er= ziehung streben, auf den rechten Weg zu verhelfen; möchte es auch den Streit zwischen deutschen, schwedischen und noch an= deren Systemen beilegen helfen und uns zur Erkenntnis brin= gen, daß wir lernen, das wahrhaft Gute vorurteilsfrei und dankbar überall entgegenzunehmen, und daß wir den rechten

Blick und das richtige Verständnis für die Bedürfnisse unserer Schüler und ihr wahrhaft Bestes bekommen, daß wir dieses allein maßgebend sein lassen und nie über den Geräten, Übungen und Systemen den Menschen vergessen.

Zum Schlusse möchte ich dem Verlage unseren aufrichtigen Dank aussprechen, daß er die Herausgabe des Buches trotz der schweren Zeit übernommen und uns stets das größte Entgegenkommen bewiesen hat. Von ganzem Herzen aber muß ich auch an dieser Stelle Niels Bukh danken, einmal für die bereitwillige Einwilligung zur deutschen Herausgabe seines Buches und dann für alles Gute und Schöne, was ich von ihm gelernt und empfangen habe; denn das war weit mehr als Gymnastik. Er ist ein so vortrefflicher Mensch, daß ich nicht weiß, was ich mehr an ihm bewundern soll, sein reiches Wissen und Können oder seine große Herzensgüte, Bescheidenheit und Fürsorglichkeit, die er allen erweist; er ist ein wahrhaft großer und edler Mensch.

Im Juli 1923.

Anna Sievers.

## Vorwort zur dänischen Ausgabe.

Was ich von diesem Buch erhoffe, ist, daß es sich die dänischen Abteilungsleiter zu eigen machen zu Nutz und Frommen für die gute, treue Arbeit, die sie unserm Lande leisten.

In Zeiten wie den unsrigen, da so vieles von dem, was früher Glauben und Vertrauen erweckte, zu wanken und von zweifelhaftem Wert zu sein scheint, ist es gut, die Aufmerksamkeit auf die Kräfte zu richten, die versuchen, unseres Volkes teuerstem Gute zu dienen: unserer stetig arbeitenden Jugend.

Unter diesen Kräften wirken die dänischen Abteilungsleiter, die unser Land vorwärts gebracht haben zu einer Führerstellung innerhalb des freiwilligen Turnens, und sie werden sicher auch in der Zukunft die Werte zu schützen wissen, die aus einer freien, idealen Arbeit für eine tüchtige und gute Jugend herauswachsen. Der männliche Abteilungsleiter wird seinen Platz behaupten gegenüber dem verderblichen Konkurrenzwesen und der Medaillenjagd der Sportklubs, die sich von den Städten nun auch über das Land auszubreiten suchen, und er wird danach streben, daß er das Ballspiel und die freien Sports ebenso gut leiten kann wie die Gymnastik, so daß dieser ganze Teil der Jugendarbeit im rechten Geleise gehalten wird. Und der weibliche Abteilungsleiter wird niemals vergessen, daß Weiblichkeit nicht allein aus lächelnder Anmut und tanzender Schönheit besteht, sondern zugleich aus Tüchtigkeit und Energie zu ernstem Schaffen.

Was Dänemark braucht sind junge Frauen und Männer, die in guter Kameradschaft und treuer Zusammenarbeit die Aufgaben aufnehmen wollen und können, die die Zukunft stellt, und sie mit starkem Willen und klarer Auffassung der echten Werte lösen, indem sie, ihrer Überzeugung getreu, stets ihren Idealen folgen!

Unsere Zukunft wird sein, wie unsere Jugend ist!

**Niels Buth.**

## Geleitwort zur 3. deutschen Auflage.

Die neue Auflage bringt eine Umarbeitung der Grundgymnastik. Niels Buth hat weiter gearbeitet, er gibt uns hier alles noch klarer durchdacht und sinngemäßer zusammengestellt als in seiner 1. Auflage. Der Übungsstoff hat auch eine neue Anordnung erhalten. Mit dem schwedischen System ist gebrochen, die Übungen sind nur nach den Körperteilen und nach ihrer besonderen Wirkung auf diese eingeteilt worden. Es kann jetzt nicht mehr von einer Art der schwedischen Gymnastik gesprochen werden, nein, Niels Buth hat eine ausgesprochen **dänische Gymnastik** geschaffen.

Die gute Aufnahme, die das Buch schon in den beiden ersten deutschen Auflagen fand, hat uns erfreut, und wir sagen allen, die sich durch Besprechungen oder Vorführungen um die Verbreitung der Grundgymnastik verdient gemacht haben, unseren herzlichen Dank. Unter den vielen Anerkennungen haben sich auch ein paar kleine Änderungsvorschläge gefunden, auf die ich kurz eingehen möchte. So hat man gefragt: „Warum nicht Grundturnen?" Antwort: Weil man bei dem Wort Turnen unwillkürlich an das deutsche Gerätturnen denkt, während man jede Art von Leibesübungen, die eine planmäßige, harmonische Körperbildung zum Ziel hat, auch bei uns in Deutschland als Gymnastik zu bezeichnen pflegt. Im Grunde ist ja beides richtig; wir aber ziehen vor, bei dem Titel des Verfassers zu bleiben. Einzelne, bei uns wenig gepflegte Übungen, wie Kopfstandüberschlag, Bodenüberschlag und Überschlag aus dem Hechtsprung, haben wir ebenfalls mit den Bezeichnungen des Verfassers als Kopfsprung, Kraftsprung und Flugsprung übersetzt, weil wir diese Bezeichnungen kürzer und treffender fanden als die deutschen. Da diese Sprünge bei uns in Deutschland doch kaum bekannt waren, kann man mit diesen Übungen ebensogut auch ihren Namen übernehmen. Die Bezeichnung „Bogenhangstand" erscheint uns reichlich so passend wie „Schwimmhangstand". Warum sollen wir bei einem Buch, das ganz das Gepräge der Freiheit trägt, sowohl was die Übungen selbst, wie ihre Zusammenstellung und ihre Befehle betrifft, nicht auch Freiheit haben, ihre Bezeichnungen frei zu wählen? Die Hauptsache ist doch, daß alles klar und verständlich ist, damit jeder die Arbeit richtig ausführen kann. Im übrigen sind wir für Verbesserungsvorschläge dankbar und werden sie immer gern prüfen.

September 1924.

**Anna Sievers.**

## Geleitwort zur 7. deutschen Auflage.

Vorliegende Auflage hat leider auf sich warten lassen. Es ist dies nicht Schuld des Verlegers, der sich rechtzeitig bereit erklärt hatte, eine neue Auflage herauszubringen; die Ursache liegt vielmehr darin, daß sich Niels Bukhs Wirksamkeit und Arbeit ins Riesenhafte gesteigert haben, so daß er nicht immer über seine Zeit verfügen kann, wie er wohl möchte. Die neue Auflage ist nicht nur gründlich durchgesehen und verbessert worden, sondern es sind auch neue Arbeitsformen und -pläne hinzugekommen. Allen, die mir bei der Durchsicht mit Rat und Tat geholfen haben, möchte ich auch an dieser Stelle meinen herzlichen Dank aussprechen, besonders Niels Bukhs Freund und Mitarbeiter, Kristian Krogshede, der mit der Neugestaltung der Arbeitspläne eine große Arbeit geleistet hat. Denn die früheren Arbeitspläne sind gleichfalls umgearbeitet worden, um der Arbeitsweise Niels Bukhs besser gerecht zu werden. Es wurden besonders mehr Arm- und Beinbewegungen eingestreut; denn die verschiedenartigen Hüpfe und Schwünge sind es vor allem, die jenen wunderbaren Fluß in diese Gymnastik hineinbringen, indem sie die natürlichsten und schönsten Verbindungen und Übergänge schaffen, so daß die einzelnen Arbeitsformen ineinanderfließen gleich den Wogen des Meeres, immer wechselnd, doch in ununterbrochenem Rhythmus. Und doch sind auch die neuen Pläne ein Behelf. Je mehr es mir vergönnt ist, in diese gymnastische Arbeit einzudringen, desto unerläßlicher erscheint es mir, daß alle, die nach Niels Bukhs Weise arbeiten wollen, diese aus eigener Anschauung, am besten bei ihm selbst, kennen lernen, um seine Eigenart und das, was ihm das Wichtigste ist, wirklich erfassen zu können. Wer nicht Zeit hat, die drei- oder fünfmonatlichen Ausbildungskurse zu besuchen, dem ist Gelegenheit gegeben, in kurzen Sonderkursen Niels Bukh und sein großes Werk kennen zu lernen. Gern ist er den Wünschen vieler entgegengekommen und hat schon zweimal seine Ferien für deutsche Kurse geopfert. Der dritte deutsche Sonderkursus von etwa 3 Wochen Dauer wird voraussichtlich im Sommer 1928 in Ollerup stattfinden. Wer solche Kurse besucht, kann das Buch mit größerer Ausbeute benutzen. Es ist unmöglich, alle Arbeitsformen und besonders die Übergänge von einer Arbeit zur andern so ausführlich zu beschreiben, daß auch solche, die von Niels Bukh nichts als sein Buch kennen, wirklich in seinem Sinne arbeiten können. Einmal würde der Umfang des Buches zu sehr erweitert werden müssen und infolgedessen der Preis sich zu sehr erhöhen, und vor allem läßt sich das Letzte und Tiefste nicht in Worte fassen. Und Niels Bukhs gymnastische Arbeitsweise ist eine unerschöpfliche Quelle der Kraft und Schönheit. So oft ich auf seiner Schule geweilt habe, immer wieder entdecke ich neue Werte und neue Schönheit, so daß es mir eine herrliche Lebensaufgabe geworden ist, unserm deutschen Volke diesen reinsten Born zu Lebenskraft und Freude mehr und mehr zu erschließen. Außer unserm Turnvater Jahn hat wohl selten ein Turnpädagoge mit solcher Selbstlosigkeit und Selbstverständlichkeit das Gute und Natürliche in der Körpererziehung gewollt und geschaffen wie Niels Bukh, und keine Gymnastik ist darum besser geeignet als seine, unser deutsches Turnen zu befruchten und zu bereichern. Gut Heil!

9. Juli 1927.

**Anna Sievers.**

# Inhalt.

| | Seite |
|---|---|
| Geleitwort | III |
| **Allgemeiner Teil** | 1 |
| Das Ziel der Arbeit | 1 |
| Die Zweige der Arbeit | 7 |
| Der Arbeitsplan | 10 |
| Der Befehl | 12 |
| Wegweisendes Muster für einen Arbeitsplan | 13 |
| Die Arbeitsstellungen | 15 |
| **Die Arbeiten** | 25 |
| I. Die Ordnungsarbeit | 25 |
| II. Die Beinarbeit | 27 |
| Geschmeidigmachende (dehnende) Beinarbeit | 28 |
| Beinarbeit an den Sprossen | 34 |
| Kraftgebende Beinarbeit | 36 |
| Geschicktmachende Beinarbeit | 39 |
| III. Die Armarbeit | 45 |
| Geschmeidigmachende (dehnende) Armarbeit | 45 |
| Kraftgebende Armarbeit | 50 |
| Geschicklichkeitsarbeit für die Arme | 58 |
| IV. Die Halsarbeit | 60 |
| Geschmeidigmachende Halsarbeit | 60 |
| Kraftgebende Halsarbeit | 62 |
| V. Die Arbeit mit Seitenbewegungen | 64 |
| VI. Die Arbeit mit Lendenbeugungen vorwärts | 70 |
| VII. Die Vorderseitenarbeit | 71 |
| Kraftgebende Vorderseitenarbeit | 72 |
| VIII. Die Rückenarbeit | 77 |
| Geschmeidigmachende Rückenarbeit | 77 |
| Kraftgebende Rückenarbeit | 84 |
| IX. Gang und Lauf | 89 |
| X. Sprünge und Gewandtheitsübungen | 93 |
| Sprünge | 94 |
| Gewandtheitsübungen | 101 |
| XI. Beispiele für Arbeitspläne: | 105 |
| Männer I—VI | 106 |
| Tägliches Üben | 126 |
| Knaben I—III | 127 |
| Frauen I—VI | 136 |
| Mädchen I—III | 157 |
| Heimgymnastik für Frauen und Mädchen | 166 |

# Allgemeiner Teil.

**Das Ziel** der Arbeit, die hier besprochen werden soll, ist, dem Körperzustand der Jugend die Grundverbesserung zu geben, deren er bedarf.

In allen Verhältnissen, wo aus dem Ungepflegten und Vernachlässigten etwas Edles und Gutes herausgearbeitet werden soll, ist es richtig, gründlich zu Werke zu gehen. Die zähe Heidekrautschicht muß zerstört und der harte Ortstein der Heide gebrochen werden, ehe die Erde gut werden kann, und ein Feld, dessen Leistungsfähigkeit durch Raubbau oder Mißbrauch geschwächt ist, muß eine Grundverbesserung durch Zufuhr neuer Werte erfahren, ehe es wieder gute Früchte geben kann. — Und der Ton, woraus der Künstler seine Bildwerke herstellen will, muß weich gemacht werden, bevor durch die Arbeit empfindsamer Hände die Schönheit in Haltung und Charakter offenbart werden kann, die des Meisters Ziel war.

Wo es Aufgabe der Gymnastik ist, dem gesunden Wachstum und der Entwicklung der Jugend zu dienen, da wird sicher auch eine grundverbessernde Arbeit am Platze sein; denn des Menschen geschäftige und bisweilen verantwortungslose Ausnutzung der Werte führt oft Raubbau oder nur einseitige Pflege der Kräfte und Fähigkeiten der Jugend mit sich. Ja, selbst wo das Heranwachsen unter den besten Verhältnissen stattfindet, wird das tägliche Leben mit seinen Gewohnheiten und Bequemlichkeiten, mit seinem Schulbesuch zuerst und später mit einseitiger Arbeit sein Gepräge der Einseitigkeit auf die Entwicklung der Jugend setzen, die doch gerade vollkommene Schönheit und Harmonie ausdrücken sollte.

In allen Völkerschaften, von den ältesten bis in unsere Tage ist auf sportliche oder gymnastische Art gearbeitet worden, um die ursprüngliche Vollkommenheit des Menschenkörpers zu erhalten.

Das ist sicher aus der Erkenntnis der innigen Zusammengehörigkeit zwischen Geistigem und Körperlichem im Menschen heraus geschehen. Die alten Griechen waren ganze Meister darin, die jungen Frauen und Männer dahin zu bringen, sich der mannigfaltigen Arbeit des Sports zu widmen. Man sah in der Ausbildung des jungen Geschlechts die Grundlage für das Leben der Nation, und im Vertrauen auf die natürliche Sehnsucht nach Vollkommenheit legten die Älteren die Arbeit für die Jugend zurecht und leiteten sie vorwärts dem Ideal entgegen, nämlich: **geistige und körperliche Ausbildung aufs Schönste vereint bei der Jugend.**

Nach langen und für die körperliche Erziehung bedrängten Zeiten schlug der Schwede Pehr Henrik Ling kräftige Töne an für eine Jugendarbeit, die sowohl den Körper wie den Charakter ausbilden sollte. Im ganzen Aufbau seines Systems scheint Ling gleich den Griechen damit zu rechnen, daß die Jugend die Fähigkeit besitzt, ein Ideal zu sehen und den Willen, alle Kräfte zu dessen Erreichung einzusetzen. Er behauptet, daß die Übungen und die Geräte sich nach dem Bedürfnis der Schüler richten sollen, und daß zuerst berichtigende Übungen zur Beseitigung erworbener Haltungsfehler und Mängel benutzt werden müssen und später andere gymnastische Arbeit, die weiter führen kann zu dem Ziel: **Eine schöne und mannhafte Jugend.**

Wenn darum die Lingsche Gymnastik in Schweden und später in Dänemark nicht in ihrer rechten Form vorwärts gekommen ist, so trifft Ling kaum ein Verschulden, sondern schuld ist vielmehr der allgemeine Eifer der Menschen, alles in ein System zu bringen, so daß es ohne persönliche Auffassung und ohne Nachdenken gelehrt und gebraucht werden kann. Die Systematiker hatten die berichtigende Arbeit nicht mit aufgenommen, und deshalb fehlte der schwedischen Gymnastik die Grundverbesserung. Da diese sich für die Arbeit mit jungen dänischen Männern und Frauen als notwendig erwies, erwuchs eine dänische Gymnastik, die sich nicht mit Ling in Unübereinstimmung fühlt, wohl aber mit der schwedischen Gymnastik, und zwar teils, weil diese um das erste und wichtigste Glied der Arbeit herumgeht und teils, weil die dänische Gymnastik auch in ihrer weiter vorgeschrittenen Arbeit mehr Freiheit für jugendliche und sportliche Entfaltung haben muß, als die schwedische zuläßt.

Die dänische Grundgymnastik oder die primitive Gymnastik hat also, wie gesagt, vor allem zur Aufgabe, die Grundverbesserung zu geben, und daß dies dringend nötig ist, davon kann jeder Abteilungsleiter oder Turnlehrer leicht überzeugt werden, wenn er den Acker, den er pflegen soll, mit Interesse betrachtet: nämlich die Jugendabteilung, die sich zu Beginn seiner Arbeit um ihn sammelt, um mittels der Gymnastik durchgearbeitet zu werden; denn da wird er viele Verhältnisse sehen, die dringend der Änderung und Verbesserung bedürfen: alle Arbeitssteifheit, die die Abteilung so wunderlich schwer und unschön macht, muß fortgearbeitet, den Versäumnissen aller Einseitigkeit muß durch Zufuhr frischer Kräfte an den dürftigen Stellen abgeholfen werden, gleichwie alles Träge und Gebundene frei gemacht werden muß.

Wie der Landmann die Ernte im Sinne hat, wenn er den Boden zubereitet, so kann der Abteilungsleiter auch dadurch den besten Wegweiser für seine Arbeit erhalten, daß er daran denkt, was er erreichen will, wie seine Abteilung aussehen und was sie nach seinem Wunsche zum Ausdruck bringen soll, wenn die Arbeitszeit um ist. Und hier, glaube ich, können wir alle, die in dieser Arbeit stehen, uns darüber einen, daß das Ziel eine ranke und schöne Jugend ist, der Kräfte und Fähigkeiten zur Verfügung stehen, und die von dem Willen und der lebendigen Tatkraft beseelt ist, diese zu beherrschen und im Dienste des Guten zu gebrauchen.

Aber es genügt nicht, daß dieses hohe Ziel klar dastehe und bei festlichen Gelegenheiten in Reden und Gesängen zur Stelle sei, nein! es gilt, das Ziel zu vereinfachen und in schlichte Aufgaben zu kleiden, wie sie der Leiter in jeder Stunde der täglichen Arbeit bereithalten und wirken lassen kann. Ja, sogar in jedem einzelnen Teil der Stunde sollte er besondere Forderungen stellen. Denn nur, wenn sein Eifer und Interesse natürlich und echt sind, kann er ein gleiches bei seinen Schülern hervorrufen und sie dazu bringen, jeden kleinsten Teil der Arbeit mit ihrem ganzen Willen und ihrer ganzen Tatkraft zu umfassen. Und gerade darin liegt einer der allergrößten Werte des Turnens.

Durch Überwindung der Schwierigkeiten dadurch, daß man den Hindernissen nie aus dem Wege geht, sondern sie immer durch starken Gebrauch des Willens und der Energie zu entfernen und vorwärts zu schreiten sucht, formt sich der Körper und bildet sich der Charakter, und dadurch, daß man in allen Einzelheiten so gründlich zu Werk geht, führt man die Jugend sicher vorwärts, dem hohen Ziel der gesamten Arbeit entgegen.

Um die Aufgaben für die Arbeit einfach und klar zu gestalten, muß man den Durchschnittsturner seiner Abteilung zu erkennen suchen, man muß versuchen, den Mann zu finden, dessen körperliche Verhältnisse den Körperzustand der ganzen Abteilung zum Ausdruck bringen, und selbst wenn hier mit Recht behauptet werden kann, daß Menschen verschiedener Gesellschaftsklassen und Berufe, und Männer und Frauen recht verschiedenartig vom täglichen Leben beeinflußt werden, so wird der Typ, den man in den verschiedenen Abteilungen findet, doch so gleichartig sein, daß eine allgemein gültige Form für die grundlegende Arbeit aufgestellt werden kann.

Der Mensch hat, wie bekannt, innerst in seinem Körper ein Knochenskelett, das durch viele bewegliche Gelenke zusammengefügt ist. Um dieses Skelett herum liegt die Muskulatur mit der ihr eigentümlichen Fähigkeit, sich zusammenzuziehen und dadurch mittels der Gelenke und Gliedmaßen Arbeit auszuführen. Als Triebkraft beherrscht die Gehirnwirksamkeit das Ganze durch das Nervensystem.

Dieselbe Dreiteilung kann den Haltungsfehlern und Mängeln des Typs gegenüber vorgenommen werden. Steifheit zeigt sich in den das Skelett zusammenfügenden Gelenken, mangelnde Kraft in der Muskulatur und das Linkische und Unfreie in der Bewegungsfähigkeit.

Die Grundverbesserung muß darum ihre Arbeit in drei entsprechende Gruppen ordnen, die geschmeidig, kräftig und gewandt machen können; denn ihr Ziel ist, eine Haltung herauszuarbeiten, die diese Dinge zu harmonischer Schönheit vereint.

Durch genaue Beobachtung erkennt man, daß die wesentlichsten Skelettfehler in zu großen Krümmungen und in Steifheit der Wirbelsäule bestehen, besonders in den Krümmungen des Halses und der Lende nach vorn und solchen nach hinten im Brustteil. Dieser Zustand ist durch die Schwerpunktverhältnisse im Körper hervorgerufen und durch die Einwirkung der Arbeits- und Ruhestellungen in der Zeit, da die Entwicklung am schnellsten vor sich geht und die Menschen im allgemeinen viel zu wenig allseitige Bewegung unter guten Verhältnissen und in der frischen Luft bekommen. Dies letzte macht seinen Einfluß besonders auf die Muskulatur geltend, die nicht ihre volle Kraft erhält, sondern im Gegenteil Fehler und Mängel, die sich in genauer Übereinstimmung mit dem Zustand der Wirbelsäule befinden, so daß der lange Halsmuskel, die Brustrückenstrecker und die Bauchmuskeln in ihrer Ruhestellung über den etwas zu großen Konvexitäten zu lang sind und es ihnen an Arbeitsfähigkeit fehlt, weil die Steifheit unter ihnen die Bewegung und damit das Zusammenziehen hindert. Die Muskeln am Nacken und über der Lende bleiben im selben Grade zu kurz und zu gespannt. Am schlimmsten tritt dies Verhältnis bei der Brust zutage als eins der allergrößten Hindernisse für eine gute Haltung und freie Bewegungen, indem die zu kurzen und zu gespannten Brustmuskeln — der kleine und der große — nicht allein die Schultern nach vorn ziehen und den Rücken runden, sondern zugleich die freie Aufwärtsbewegung der Arme hemmen.

Weiter muß als typischer Fehler in der Muskulatur bezeichnet werden, daß die Streckmuskeln der Arme im Verhältnis zu den Beugern bei der täglichen Arbeit sehr vernachlässigt werden, daß der breite Rückenmuskel, was die Arbeitsfähigkeit betrifft, weit hinter dem großen Brustmuskel zurücksteht und daß die Beckenhalter in der Regel zu kurz sind und die vollständige Ausstreckung der Knie hindern.

Der mangelhafte Zustand der Bauchmuskeln verdient besonders hervorgehoben zu werden, denn es handelt sich da nicht allein um die Haltung, wobei diese Muskeln eine wesentliche Rolle spielen, sondern auch für die Bewegungsfähigkeit des ganzen Körpers und das Wohlbefinden des Menschen ist es von großer Bedeutung, wohlausgebildete Bauchmuskeln zu haben, da das günstig auf Verdauung und Blutumlauf wirkt.

Daß die Bewegungsfähigkeit oder Geschicklichkeit mangelhaft entwickelt ist, ist eine bekannte Tatsache. Nur was das tägliche Leben und Treiben und die Arbeit fordern, gelingt einigermaßen geschickt, aber gewohnheitsmäßig; was sonst versucht wird, zeugt von großer Unbeholfenheit.

Geradeso, wie es natürlich ist, daß einseitige Arbeit die hier besprochenen typischen Haltungsfehler und Mängel hervorrufen kann, gerade so selbstverständlich ist es, daß man durch vernünftig zurechtgelegte Gymnastik, die einseitig in entgegengesetzter Richtung wirkt, recht schnell das Abgestimmte in den anatomischen Verhältnissen und Freiheit und Mannigfaltigkeit der Bewegungen wieder herstellen kann.

Die Griechen erreichten ihr Ziel durch vernünftigen Gebrauch all ihrer freien Sporte. Jede Übungsart bildete in ihrer Wirkung auf den Körper einen Gegensatz zu den Einflüssen des täglichen Lebens. In der Grundgymnastik ist der Versuch gemacht worden, die wertvollen Bewegungen aus dem freien Sport herauszunehmen und in einer Arbeitsform zu sammeln, bei der sie von vielen gleichzeitig in der Abteilung ausgeführt werden können unter nur einem Leiter und ohne Forderung vieler Geräte. So wird z. B. die große Kraftentfaltung und freie Armbewegung des Diskus- und Speerwerfens ohne Gerät in der Hand gefordert; so sollen die Anforderungen der Sportsprünge an kräftige, geschmeidige und geschickte Beine erfüllt werden ohne Laufbahn, Stäbe oder Hecken, und so soll versucht werden, die prachtvoll geschmeidigen und kraftvollen Körper der griechisch-römischen Ringkämpfer nachzubilden durch kräftig wirkende und geschmeidigmachende Arbeit bei Rumpfbeugungen, Drehungen, Spannungen und Streckungen.

Gleichwie der griechische Sport der Jugend ihre Ausbildung und seine Werte durch mannigfache Arbeit und kräftiges Tun, aber nie mit Hilfe von Stellungen gab, so ist auch die Grundgymnastik eine ausgeprägte Arbeits- oder Bewegungsgymnastik, die sich besonders für gesunde Jugend eignet, die gern soviel wie möglich von der Arbeit und dem Leben haben möchte.

Daß die Gymnastik sich dem Standpunkt der Abteilung anpassen kann und soll, und daß sie verschieden sein muß für Männer, Frauen und Kinder, ist eine Selbstverständlichkeit.

Aber bei allen soll die grundverbessernde Arbeit in einem freien und kräftigen Zeitmaß vorgenommen werden, so daß Freude und Wärme entwickelt werden und das Blut schnell und frisch durch alle Körperteile strömt; denn nur dann sind die rechten Bedingungen für die Veränderung und Entwicklung gegeben, die erfüllt werden müssen, ehe die Jugend erreichen kann, worauf sie Anspruch hat: Schönheit, Freiheit und Kraft in Haltung, Gedanken und Charakter.

**Die Arbeit** kann der Übersicht halber in verschiedene Zweige geteilt werden, je nachdem sie praktische Aufgaben zu lösen oder Fehler und Mängel fortzuarbeiten hat an den Gliedern oder am Rumpfe.

    I. Ordnungsarbeit.
    II. Beinarbeit.
    III. Armarbeit.
    IV. Halsarbeit.
    V. Arbeit mit Seitenbewegungen.
    VI. Arbeit mit Lendenbeugungen vorwärts.
    VII. Baucharbeit.
    VIII. Rückenarbeit.
    IX. Gang und Lauf.
    X. Sprünge und Gewandtheitsübungen.

Vergleicht man diese Arbeitseinteilung mit der entsprechenden Gruppeneinteilung in andern Büchern über Gymnastik, so wird man Spannbeugen, Hebeübungen, Gleichgewichtsübungen und Atemübungen vermissen.

Die Spannbeugen sind indessen unter die Arbeit mit dem Rücken eingefügt, die Hebeübungen werden bei der Arbeit mit den Armen besprochen und die Gleichgewichtsübungen der Grundgymnastik sind bei den Geschicklichkeitsübungen innerhalb jeden Zweiges vorhanden; denn gerade alle diese verschiedenen Schwünge und Schläge, Beugungen und Streckungen und Hüpfe und Sprünge haben als Ziel gerade das zu geben, worauf die Gleichsgewichtsfähigkeit und alle Geschicklichkeit beruhen: Muskelsinn und Innervationsfähigkeit.

Es ist wichtiger für die Jugend, in der Gymnastik und im Sport sowohl als bei der Arbeit, während der Bewegungen beherrscht und geschickt zu sein als in Stellungen, und es ist deshalb auch natürlich, diese Fähigkeiten durch Bewegungen zu erzeugen. Diese sollen geübt werden sowohl gleichseitig wie ungleichseitig, aber immer wechselnd, am liebsten in freien rhythmischen Formen mit recht großer Bewegungsbahn. Später folgen Bewegungen von kleinerem Umfang, und zuletzt, wenn die sportlich betriebene Gymnastik die primitive ablöst, können Gleichgewichtsstellungen gebraucht werden; sie fordern den allerhöchsten Grad von Muskelsinn und die feinste Innervationsfähigkeit. Da alle die Arbeit, die Geschicklichkeit zum Ziel hat, zwischen der kraftgebenden und geschmeidigmachenden Arbeit so ausgezeichnet ableitend wirkt, ist es besser, sie überall im Lauf der Stunde einzufügen, als sie als Ganzes an einer bestimmten Stelle vorzunehmen.

Atemübungen sind nicht als ein besonderer Arbeitszweig besprochen worden, weil damit gerechnet wird, daß die beste und natürlichste Entwicklung der Atmung dort stattfindet, wo bei körperlicher Arbeit vernünftige und sich stetig steigernde Forderungen an diese Funktion gestellt werden, und daß niemals Stellungen oder anderes eingefügt werden, wodurch Gespanntheit Behinderungen verursachen kann, sondern daß stets in freien, rhythmischen Bewegungen gearbeitet wird, die das freie Atmen fördern.

Da diese Übersichtseinteilung nichts über das Wichtigste offenbart, nämlich über den verschiedenen Zweck und die verschiedene Wirkung der Arbeit, kann noch Anleitung zu einer zweiten Einteilung gegeben werden, und da die ganze physische Einwirkung darauf beruht, Geschmeidigkeit, Kraft und Geschicklichkeit zu geben, muß auch die Arbeit in den verschiedenen Zweigen, je nachdem sie in einer oder mehrerer dieser Richtungen wirkt, danach eingeteilt und benannt werden.

Diese Einteilung in geschmeidigmachende,
kraftgebende und geschicktmachende
Arbeit wird von der Auffassung aus vorgenommen, daß eine Arbeit nur geschmeidigmachend ist, wenn durch sie die Möglichkeit für größere Beugung oder Streckung der Gelenke und Körperteile oder federndere Muskelwirkung eröffnet wird, als je zuvor.

Erfahrungen des praktischen Lebens stützen die Richtigkeit dieser Auffassung. Denken wir z. B. an ein Melkmädchen oder einen Arbeitsmann, die durch die lange fortgesetzte Arbeit krumme Finger bekommen haben. Die Krümmungen können nicht durch aktive Arbeit der Fingerstrecker allein ausgeglichen werden, sondern nur, wenn mit der anderen Hand kräftig angefaßt und nachgeholfen wird. Oder erinnern wir uns an einen Orthopäden, der einen Patienten vor sich hat, der durch langes Aufbinden des Armes die Bewegungsfähigkeit des Ellbogengelenks einbüßte, er wird die verlorene Beweglichkeit nicht allein durch aktive Arbeit der Armstrecker des Patienten zuwege bringen, sondern er muß seine eigenen Kräfte einsetzen, um die Bewegungen im Gelenk bei jeder Behandlung größer und größer zu machen, damit die Geschmeidigkeit von Tag zu Tag wachsen und schnell wieder ihre natürliche Grenze erreichen kann.

In derselben Weise wird eine Arbeit nur dann als eine kraftgebende gewertet, wenn sie die Muskeln kräftiger in Gebrauch nimmt, als diese es gewohnt sind. Auch dafür kann man Beweise im täglichen Leben finden. Da ist z. B. der Steinklopfer, der manches Jahr am Wege sitzt und Steine zerschlägt! Seine Armmuskeln wachsen nicht bei dem gleichmäßigen Gebrauch durch die vielen Jahre, sondern nur in der ersten Zeit, bis sie eine Arbeitsfähigkeit erreicht haben, die der täglichen Arbeitsforderung entspricht. — Soll die Muskelkraft auch fernerhin noch vergrößert werden, so muß das entweder durch Verlängerung der täglichen Arbeitszeit geschehen oder durch den Gebrauch eines schwereren Hammers; dann würde die Arbeitsfähigkeit so lange wachsen, bis sie die ungewohnte Forderung erfüllen könnte.

In Übereinstimmung hiermit muß gefordert werden, daß eine Arbeit, die Geschicklichkeit geben soll, an das Zusammenspiel der Nerven und Muskeln neue Forderungen stellen muß. Ist die Arbeit, in der man sich übt, bereits erlernt, so hat sie länger keinen Wert zur Vergrößerung der Geschicklichkeit, sondern ist nur ein Bild der erworbenen Fertigkeit. — Erinnern wir uns an einen Mann, der sich im Radfahren übt! Bis er es erlernt hat, ist die Zeit wohl angewandt hiermit; kann er aber erst radfahren, so ist dieses keine Übung mehr für ihn, sondern eine Fertigkeit, über die er sich freuen und die er benutzen kann.

Im praktischen Leben übt man sich für gewöhnlich nur in dem, was man nicht kann; im Turnsaale aber wird oft viel Zeit vergeudet mit Übungen, die man bereits beherrscht.

Fertigkeiten und Geschicklichkeiten sind gewiß ausgezeichnet; aber erst in der sportlich betriebenen Gymnastik oder im freien Sport hat man Erlaubnis und Zeit, sich recht mit ihnen zu vergnügen. Die Grundgymnastik soll immer ihrer Aufgabe eingedenk sein, Hindernisse aus dem Wege zu räumen, einen Grund zu legen und auf diesem weiter zu bauen bis zu jenem ebenen Plan, der durch den normalen Körperzustand bezeichnet wird. Auf solchem Plan kann dann der eigentliche Bau errichtet werden, indem Stein auf

Stein gelegt wird von Fertigkeit, Freiheit, Kraft und Schönheit, bis das Haus endlich in seiner äußeren Form und seinem Innern von Schönheit und Wert zeugt.

Nur die Arbeit, die auf ein bestimmtes Ziel gerichtet ist, gilt hier als wertvoll und vernünftig. Was nicht imstande ist, Geschmeidigkeit, Kraft und Geschicklichkeit zu geben, gehört nicht zur grundverbessernden Arbeit. Es ist keine übertriebene Geschmeidigkeit oder Kraft, die erstrebt wird, sondern nur der Zustand, den ideale Menschen haben, von dem der schöne ranke Knabe ein Abbild ist.

Ein klares Ziel zu haben, ist das wichtigste für fast alle Arbeit und für die gymnastische ganz besonders; denn ohne ein solches würde niemals Kraft in unsere Handlungen kommen. Sollte auch das Ziel nicht das einzig richtige sein, dann immer noch besser, ein klares Ziel und kräftiges Handeln als Unbestimmtheit und Zweifel!

Nur wenn der Leiter imstande ist, das körperliche Ziel der Arbeit einigermaßen zu erreichen und damit zu halten, was er gerade in der Gymnastik der Jugend gelobt, kann er das gewinnen, was für einen Erzieher und Abteilungsleiter das Allernotwendigste ist: das Vertrauen und die Achtung der Jugend.

**Der Arbeitsplan** für eine Stunde kann nach den beiden gleichen Hauptregeln zurechtgelegt werden, die für den Aufbau der Lingschen Tagesübung geltend sind: Allseitigkeit in der Arbeit und allmähliches Ansteigen und Abnehmen in der Anstrengung.

Es muß immer mit einiger leichter Arbeit begonnen werden, die schnell alle Muskeln in Gebrauch nimmt und dadurch alle Blutgefäße zum Vorteil der Herztätigkeit erweitert. Die Arbeit soll auch in allseitiger Form fortgesetzt werden, was so zu verstehen ist, daß stets zwischen geschmeidigmachender, kraftgebender und geschicktmachender Arbeit gewechselt werden soll, und daß im Gebrauch der Arme, Beine, des Halses und der verschiedenen Teile des Rumpfes ein lebhafter Austausch stattfindet; denn diese Allseitigkeit bedingt die größte Arbeitsentfaltung, und Abwechslung ist für eine arbeitseifrige Jugend hinreichende Erholung beim Turnen.

Innerhalb jedes Arbeitszweiges und den verschiedenen Körperteilen gegenüber, wo sich Haltungsfehler und Mängel geltend machen, soll die Arbeit dagegen einseitig sein und wirken, um schnellstens Allseitigkeit der Entwicklung zu erreichen. Bei Anfängern und ungeübten Schülern muß die Steigerung der Anstrengung ganz langsam und allmählich vor sich gehen; aber sind die Leute dem Leiter erst wohlbekannt und in guter Übung, so soll die Einleitung zum Vorteil der eigentlichen Arbeit abgekürzt werden. Dasselbe gilt in noch höherem Grad für den Abschluß. Die Arbeit kann in drei Abschnitte geteilt werden, wovon der erste am besten frei auf dem Boden vorgenommen wird, wo man leicht und schnell eine passende Einleitung geben und danach ohne Pause in die eigentliche Arbeit übergehen kann. Hier gilt es, die Wirbelsäule zu beugen und zu strecken, wie es ihr am dienlichsten ist, die Streckmuskeln der Arme und Beine zu kräftigen, die Beckenhalter und Brustmuskeln zu dehnen, die Bauchmuskeln zu üben und Kraft und die Fähigkeit zu guter Haltung hier sowohl wie in den Brustrückenstreckern und dem langen Halsmuskel herauszuarbeiten. — Zwischen all diese anstrengende Arbeit müssen viele verschiedene kleine Hüpfe und Sprünge, Schwünge und Schläge, Beugungen und Streckungen der Arme und Beine als eine behaglich gewandtmachende und ableitende Arbeit eingefügt werden.

Im Laufe des ersten Drittels der Stunde oder etwas länger kann so auf dem Boden eine ausgezeichnete Arbeit geleistet werden. Sie kann in kräftigeren Formen paarweise auf dem Boden fortgesetzt werden oder besser an der Sprossenwand, wo die Ausgangsstellungen für die Arbeit festere werden können.

Nach wechselnder geschmeidigmachender und kraftgebender Arbeit hier an der Sprossenwand im zweiten Drittel der Stunde hat man so den Höhepunkt wirksamer Kraftentfaltung erreicht, und nun wird man eine weniger anstrengende Arbeit, wie das Einüben von Freiheit und guter Haltung beim Gehen als angenehm empfinden, ehe alle die geschicktmachende Arbeit über Sprunggeräte und Matratzen einen vergnüglichen und guten Abschluß bildet.

Eine solche Arbeitsstunde gibt — außer der eigentlichen Wirkung in Richtung der körperlichen Freimachung — zugleich jenes Wohlbefinden und Lustgefühl, das allemal folgt, wenn man sich einer Arbeit ganz hingibt. Nimmt man dann noch obendrein nach dem Schweißbade ein Brausebad, so empfindet man recht wie Freiheit, Kraft und Gesundheit einen mit Lebensmut und Freude erfüllen.

Die Gruppeneinteilung a, b, c usw. (f. nebenstehendes Muster) kann vorgenommen werden, um den Leitern das Behalten eines langen Arbeitsplanes zu erleichtern.

Die Gruppen müssen, jede für sich, verschiedene Arbeit in derselben Ausgangsstellung enthalten und so aufeinander folgen, daß ein leichter und natürlicher Übergang in die neue Gruppe und Ausgangsstellung die Arbeit zusammenhängend gestaltet.

Bei wie nach der Ausarbeitung eines solchen Planes ist es der Übersicht halber wertvoll, sich sowohl den Zweig wie auch die Wirkung der Arbeit zu notieren; erstens, weil man bei jeder Einzelheit, die in die Arbeit eingefügt wird, über ihren Zweck nachdenken muß und dann, weil man beim Ansehen der Bezeichnungen leicht feststellen kann, ob die nötige Steigerung, Allseitigkeit und Abwechslung in der Arbeit vorhanden sind, so daß sie imstande ist, die Übenden zufriedenzustellen.

**Der Befehl** ist für den Turnunterricht nötig, aber nicht sein wichtigster Teil. Wenn er eine zu große Rolle gespielt hat, so kommt das davon, daß er als ein Rest des Militärturnens beibehalten wurde ohne Nachdenken darüber und ohne Verständnis dafür, daß die zu gebrauchenden Mittel gerade so verschieden sein mußten, wie die Verhältnisse und Ziele der Arbeit es sein können. Die ganze freiwillige Jugendarbeit wird von gegenseitigem Interesse und Wohlwollen zwischen Schülern und Leitern getragen, und danach müssen der Befehl und der ganze Unterricht geprägt sein.

Die Anleitung dazu, wie die Arbeit ausgeführt werden und die Mitteilung darüber, wie sie wirken soll, die Berichtigung der Fehler in den Bewegungen und Arbeitsstellungen, die Ermunterung, die Arbeit gehörig anzugreifen, sind nebengeordnete Glieder des Befehls und bilden mit ihm zusammen den Unterricht, der doch sein ganzes Leben und seine Wirkungsfähigkeit aus des Leiters Interesse für die Sache holt. Die Stimme muß in Kraft und Fähigkeit entwickelt werden, daß sie imstande ist, dem Charakter der Arbeit und dem Willen des Leiters Ausdruck verleihen zu können.

Der einzelne Befehl wird im allgemeinen in drei Teile zerlegt. Der erste Teil ist eine einfache, klare und kräftige Mitteilung darüber, was getan werden soll. Der Name der Arbeit gibt in der Regel den nötigen Bescheid, so daß die Mitteilung zur neuen Arbeit fallen soll, während die vorhergehende noch ausgeführt wird. Der

# Wegweisendes Muster für einen Arbeitsplan.

| Nr. und Gruppeneinteilung | Der Name der Arbeit | Der Arbeit Zweig | Wirkung |
|---|---|---|---|
| | **A** | | |
| a { 1 | . . . . . . . . . . . . . | Ordnung | O = Ordnung |
| a { 2 | . . . . . . . . . . . . . | Beine = B | W = Wärme |
| a { 3 | . . . . . . . . . . . . . | Arme und Beine | W |
| a { 4 | . . . . . . . . . . . . . | Arme = A | D = Dehnung (Geschmeidigkeit) |
| b { 5 | . . . . . . . . . . . . . | Beine und Arme | G = Geschicklichkeit |
| b { 6 | . . . . . . . . . . . . . | Arme | D |
| b { 7 | . . . . . . . . . . . . . | Lende = L | D |
| b { 8 | . . . . . . . . . . . . . | Seiten = S | D |
| c { 9 | . . . . . . . . . . . . . | Beine | D |
| c { 10 | . . . . . . . . . . . . . | Arme | K |
| c { 11 | . . . . . . . . . . . . . | Seiten | D |
| c { 12 | . . . . . . . . . . . . . | Rücken | K |
| d { 13 | . . . . . . . . . . . . . | Arme, Beine | G |
| d { 14 | . . . . . . . . . . . . . | Arme | D |
| d { 15 | . . . . . . . . . . . . . | Beine | K |
| d { 16 | . . . . . . . . . . . . . | Bauch | K |
| e { 17 | . . . . . . . . . . . . . | Hals = Hs | K |
| e { 18 | . . . . . . . . . . . . . | Beine | D |
| e { 19 | . . . . . . . . . . . . . | Beine, Arme | G |
| e { 20 | . . . . . . . . . . . . . | Rücken | K |
| | **B** | | |
| f { 21 | . . . . . . . . . . . . . | Rücken | D |
| f { 22 | . . . . . . . . . . . . . | Bauch | K |
| f { 23 | . . . . . . . . . . . . . | Rücken | D |
| f { 24 | . . . . . . . . . . . . . | Arme | K |
| g { 25 | . . . . . . . . . . . . . | Rücken | D |
| g { 26 | . . . . . . . . . . . . . | Beine | D |
| g { 27 | . . . . . . . . . . . . . | Bauch | K |
| g { 28 | . . . . . . . . . . . . . | Arme | K |
| h { 29 | . . . . . . . . . . . . . | Rücken | D |
| h { 30 | . . . . . . . . . . . . . | Beine | D |
| h { 31 | . . . . . . . . . . . . . | Arme | K |
| h { 32 | . . . . . . . . . . . . . | Rücken | K |
| | **C** | | |
| i { 33 | . . . . . . . . . . . . . | Gang = Ga | H = Haltung |
| i { 34 | . . . . . . . . . . . . . | — | F = Freiheit |
| i { 35 | . . . . . . . . . . . . . | — | |
| i { 36 | . . . . . . . . . . . . . | Lauf = L | F |
| j { 37 | . . . . . . . . . . . . . | Sprung = Sp | G |
| j { 38 | . . . . . . . . . . . . . | — | G |
| j { 39 | . . . . . . . . . . . . . | — | G |
| j { 40 | . . . . . . . . . . . . . | — | G |
| k { 41 | . . . . . . . . . . . . . | Gewandtheitsübung = Gw | G |
| k { 42 | . . . . . . . . . . . . . | — | G |
| k { 43 | . . . . . . . . . . . . . | — | G |
| k { 44 | . . . . . . . . . . . . . | — | G |

zweite Teil des Befehls ist eine Pause, während welcher die Schüler sich die neue Arbeit überlegen sollen und der Leiter den rechten Zeitpunkt wahrnehmen soll, daß das Befehlswort so fällt, daß der Übergang von einer Arbeit zur nächsten in natürlicher Weise vor sich geht.

Das Befehlswort, der dritte Teil des Befehls, soll so laut und deutlich ausgesprochen werden, daß es klar von allen aufgefaßt wird. Es soll am liebsten die Bewegung oder Handlung nennen, die die Hauptsache in der neuen Arbeit ist, z. B.: beugt! dreht! streckt! oder schwingt! aber: beginnt! nun! klar! oder Zahlworte können auch als Befehlswort benutzt werden. Weiter können die Zahlwörter zur Taktzählung dienen, um den Rhythmus einer Arbeit zu stützen oder zu verändern.

Die Form einer unbekannten Arbeit können die Schüler durch Vorturnen erlernen oder dadurch, daß alle einzelnen Bewegungen nach Befehl oder Zählen ausgeführt werden. Die Wirkung einer Arbeit kann dagegen nicht gelehrt werden, sondern sie soll erfahren sein, und dies geschieht in den meisten Fällen nicht bei der Arbeit nach Befehl oder Zählen, sondern beim freien Versuch, wo der einzelne selbst Fahrt und Rhythmus bestimmt.

In den ersten Monaten wird die Arbeit, die man zu sehen bekommt, recht ungleich sein, und viele werden das vielleicht unschön finden; aber nach und nach, wenn die Wirkung erprobt und von der Abteilung erfaßt ist, wird Schönheit sich in den jugendlichen Gestalten offenbaren, die rank und biegsam geworden, die herrlichste Freiheit und Arbeitsfähigkeit ausdrücken.

Nachdem sich der Körperzustand der Schüler gebessert hat, werden auch die Bewegungen in einem Rhythmus zusammenfallen, und sie werden von einer solchen Schönheit und hinreißenden Wirkung sein, daß selbst die Ungeschicktesten bei der Zusammenarbeit mit fortgerissen werden.

Der Grundsatz, daß man beim Turnen vom Leichteren zum Schwereren gehen soll, muß auch in der hier besprochenen Arbeit befolgt werden; aber physische Kraftentfaltung ist nicht der rechte Maßstab. Wo besonders gefordert wird, daß alle Kräfte in die freien Arbeitsformen hineingelegt werden sollen, ist die Gymnastik leicht im Verhältnis zu der, wo genaue Zusammenarbeit und übereinstimmende Form und Fertigkeit verlangt werden.

Eine Hauptbedingung dafür, daß die rhythmische, geschmeidigmachende und kraftgebende Arbeit zu voller Wirkung kommen kann und dafür, daß die Übungen in der Gewandtheit zum Ziele führen, ist, daß die Teile der Muskulatur, die nicht arbeiten sollen, ganz frei und entspannt sind.

Über diese Verhältnisse kommen die Schüler bald zur Klarheit, und die Fähigkeit der Entspannung bei der Arbeit, die dadurch erworben wird, ist auch für das tägliche Leben und Treiben außerhalb der Turnhalle wertvoll, sowohl was die Ausdauer in praktischer Arbeit betrifft, wie auch die Fähigkeit, richtig ruhen zu können.

**Die Arbeitsstellungen** sollen sich nach den Forderungen der Arbeit richten und gute Gleichgewichtsverhältnisse und feste Grundlagen für die Bewegungen bieten.

Jede Ausgangsstellung hat ihren Namen, und von den einfachsten werden die Namen für die zusammengesetzten Arbeitsstellungen abgeleitet. Wenn diese den Schülern erst bekannt sind, enthält der Befehl nur den Namen der Stellung, z. B.: In Grätschstellung — steht! Auf den Rücken — nieder! In den Knieliegestütz — jetzt! usw.

Als Beispiele von Ausgangsstellungen für gymnastische Arbeit können genannt werden:

1. **Hüfthalte:** Die Hände auf die Hüften gestützt.
Befehl: Hüften — fest!

2. **Beugehalte:** Die Arme gebeugt mit gesenktem Ellbogengelenk und seitwärts an der Schulter zur Faust geballten Händen.
Befehl: Arme — beugt!

3. **Kopfhalte:** Die Hände am Hinterkopf gefaltet.
Befehl: Hände an den Kopf — an!

4. **Scheitelhalte:** Die Finger stützen auf dem Scheitel gegeneinander.
Befehl: Den Scheitel — faßt!

5. **Hochhalte:** Die Arme senkrecht aufwärts gestreckt.
Befehl: (Nach dem Beugen) Arme aufwärts — streckt!
Oder: Armschwingen aufwärts — eins!

6. **Seithalte:** Die Arme wagerecht seitwärts gestreckt.
Befehl: (Nach dem Beugen) Arme seitwärts — streckt!
Oder: Armschwingen seitwärts — eins!

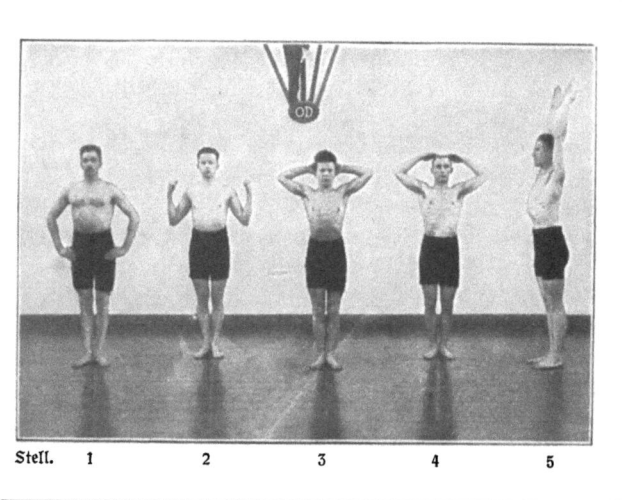

Stell. 1 2 3 4 5

7. **Schlaghalte:** Die Arme seitwärts mit nach vorn gebeugten Unterarmen.
Befehl: Arme zum Armschlagen — beugt!

8. **Vorhalte:** Die Arme wagerecht vorwärts gestreckt.
Befehl: (Nach dem Beugen) Arme vorwärts — streckt!
Oder: Armschwingen vorwärts — eins!

9. **Rückhalte**[1]**:** Die Arme abwärts gestreckt nach hinten geführt.
Befehl: Arme rückwärts — hebt!

10. **Ringhalte:** Die Arme in einem lotrechten Ring über dem Kopf, mit leicht zusammengeflochtenen Fingern.
Befehl: Arme zum Ring — hebt!

11. **Flughalte:** Die gestreckten Arme zwischen Hoch= und Seithalte.
Befehl: Arme zur Flughalte — hebt!

12. **S=halte:** Der eine Arm gebeugt mit zur Faust geballter Hand gegen die Seite gestützt, der andere frei im halben Ring über dem Kopf.
Befehl: Arme zur S=halte links (oder rechts) — hebt!

---

[1] Diese Halte heißt im Dänischen sehr bezeichnend Traekstaaende, also „Ziehstellung", weil die Arme dabei so gehalten werden, als ob man z. B. einen Schubkarren hinter sich herzöge.

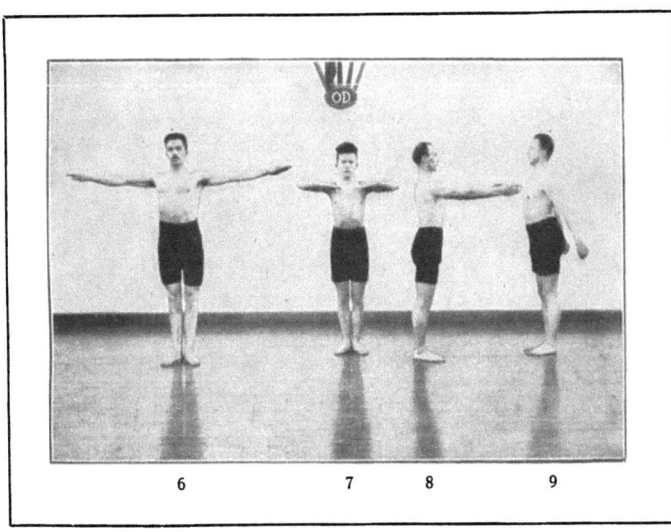

6    7  8    9

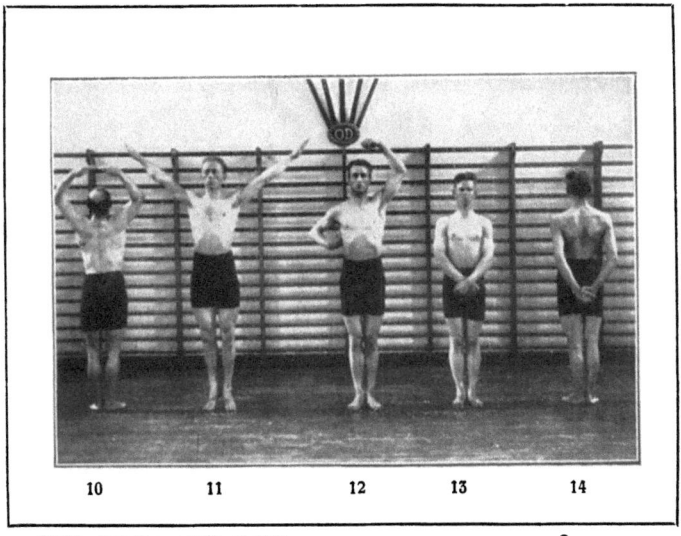

10    11    12    13    14

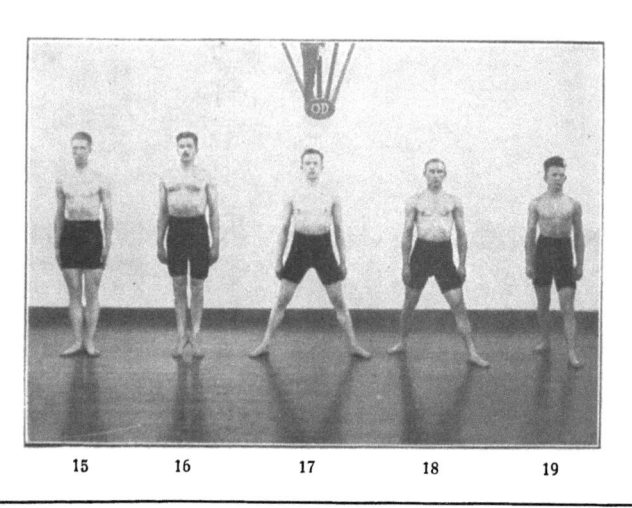

15  16  17  18  19

13. **Kreuzhalte:** Die gestreckten Arme unten vor dem Körper gekreuzt mit leicht geballten Händen.
Befehl: Arme zur Kreuzhalte — führt!

14. **Rückfalthalte:** Die Arme auf dem Rücken mit den Händen ineinander.
Befehl: Hände auf den Rücken — legt!

15. **Stand:** Die Füße im kleinen Winkel, die Fersen geschlossen.
Befehl: Grund — stellung!

16. **Zehenstand:** Grundstellung mit gehobenen Fersen.
Befehl: Fersen — hebt!

17. **Grätschstellung:** Die Füße zur Seite, mit 2—3 Fußlängen Abstand.
Befehl: In die Grätschstellung — springt!

18. **Schrittstellung schräg vorwärts oder rückwärts:** Die Füße schräg voreinander, mit 2—3 Fußlängen Abstand.
Befehl: Den Fuß (zu großem Abstand) schräg vorwärts (oder rückwärts) — stellt!

19. **Schrittstellung vorwärts (Gangstellung):** Den einen Fuß 2—3 Fußlängen vor dem andern.
Befehl: (Zu großem Abstand) linken Fuß vorwärts, rechten rückwärts — stellt!

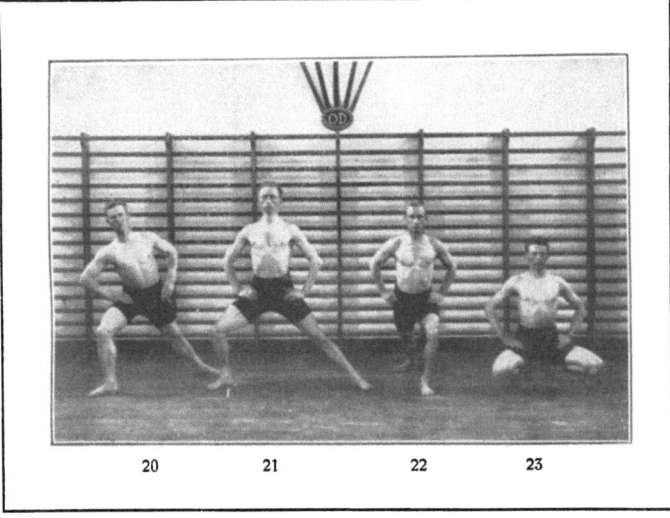

20  21  22  23

**20. Ausfall schräg vorwärts:** Die Füße schräg voreinander mit mindestens drei Fußlängen Abstand, das vordere Knie zum rechten Winkel gebeugt, das hintere gestreckt, der Körper schräg vorwärts gesenkt in der Verlängerung des hinteren Beines.

Befehl: Zum Ausfall links (rechts) schräg vorwärts fallt — aus!

**21. Ausfall seitwärts:** Die Füße mit etwa 3 Fußlängen Abstand voneinander in Seitrichtung, das eine Knie zum rechten Winkel gebeugt.

Befehl: Ausfall rechts (links) seitwärts — übt![1]

**22. Ausfall vorwärts:** Der eine Fuß ungefähr 3 Fußlängen vor dem andern, das vordere Knie gebeugt und der Körper vorwärts gesenkt in der Verlängerung des hinteren Beines.

Befehl: Den linken (rechten) Fuß zum Ausfall vorwärts — stellt!

**23. Kniebeuge:** Tief gebeugte Knie mit geschlossenen Fersen, Oberkörper senkrecht.

Befehl: Knie tief — beugt!

---

[1] Der Befehl ist absichtlich immer etwas anders gebildet worden, weil er nur als Beispiel dienen soll. Niels Buth schreibt keine bestimmte Form vor, er will vielmehr, daß die Befehle in der Grundgymnastik gerade so frei gestaltet werden sollen wie die Arbeit.

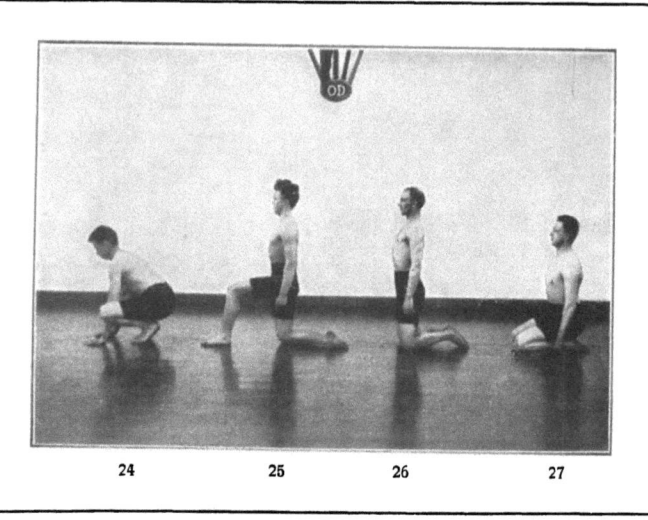

24　　　　25　　　　26　　　　27

**24. Stützkniebeuge:** Wie 23 und die Hände gegen den Boden gestützt, Oberkörper etwas vorwärts gesenkt.
Befehl: In die Stützkniebeuge — beugt!

**25. Schrittknien:** Ruhend auf einem Knie und einem Fuß mit rechtem Winkel in den Kniegelenken.
Befehl: Mit Vorstellen des linken Fußes rechts niederknien — kniet! (Oder entgegengesetzt.)

**26. Kniestand:** Ruhend auf beiden zum rechten Winkel gebeugten Knien.
Befehl: In den Kniestand — nieder!

**27. Kniesitz (Fersensitz):** Ruhend auf den Knien mit dem Gesäß auf den Fersen.
Befehl: In den Kniesitz — nieder!

**28. Kniehebhalte:** Ein Knie zum rechten Winkel gehoben, Oberschenkel wagrecht, Unterschenkel senkrecht, Zehen nach unten, Standbein gestreckt.
Befehl: Linkes (rechtes) Knie — hebt!

**29. Einseitige Kniebeuge:** Das eine Knie tief gebeugt, das andere Bein seitwärts gestreckt.
Befehl aus der Grätschstellung: Das linke (rechte) Knie tief — beugt!

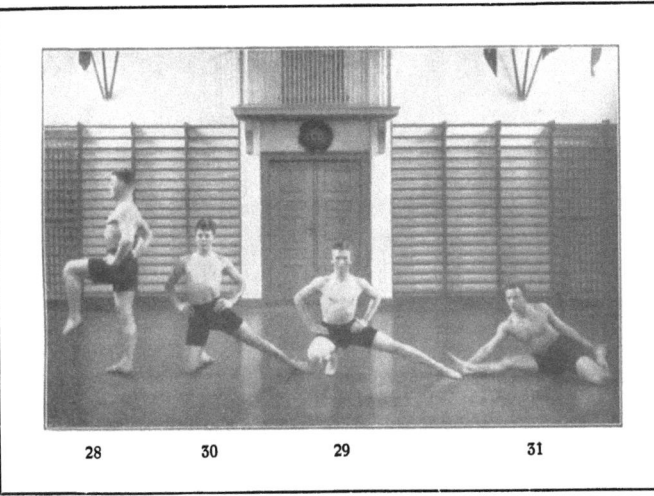

28　　　30　　　29　　　31

**30. Schrittknien seitwärts:** Ruhend auf einem Knie und dem Fuß des seitwärts gestreckten Beines.

Befehl: Mit Seitstellen des linken (rechten) Fußes niederknien — kniet!

**31. Hürdenlaufsitz:** Sitz mit einem Bein vorwärts gestreckt und dem andern möglichst rechtwinkelig gebeugten seitwärts gedreht. Die Hände fassen bei den Zehen um den unteren Fußrand des hinteren Fußes und um den äußeren Fußrand des vorderen Fußes.

Befehl: In den Hürdenlaufsitz — nieder!

**32. Knieliegestütz:** Auf den Knien mit wagerechtem Rumpfe ruhend, die Hände auf den Boden gestützt.

Befehl: In den Knieliegestütz — nieder!

**33. Hocksitz:** Auf dem Boden sitzend mit gebeugten Knien und geschlossenen Fersen.

Befehl: In den Hocksitz — nieder!

**34. Kreuzsitz:** Sitz mit gekreuzten Unterschenkeln.

Befehl: In den Kreuzsitz — nieder!

**35. Strecksitz:** Sitz mit gestreckten, geschlossenen Beinen.

Befehl: In den Strecksitz — nieder!

**36. Liegestütz:** Der gestreckte Körper ruht auf den aufwärts gebeugten Zehen und den Handflächen, die Arme in Vorhalte.

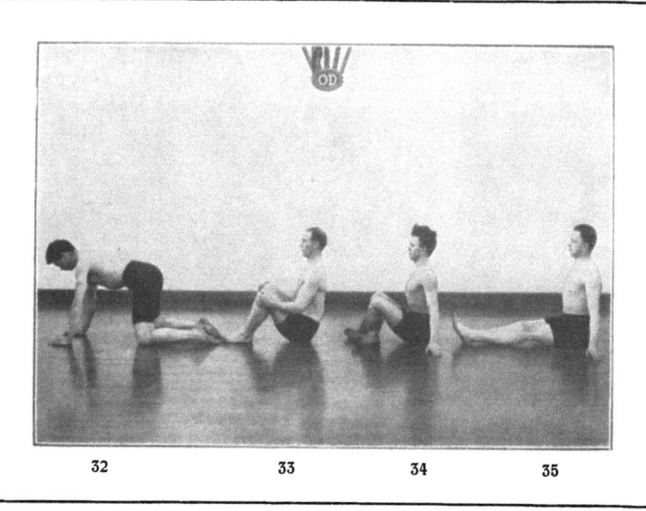

32    33    34    35

Befehl (anfangs): In den Liegestütz — 1! (Der linke Fuß wird weit zurückgestellt, das rechte Knie tief gebeugt und die Hände werden nahe vor dem rechten Fuß gegen den Boden gestützt) — 2! (Die Stellung wird eingenommen.) Später: In den Liegestütz — springt! (Mit Beugen der Knie werden die Hände auf den Boden gestützt und beide Füße mit einem Hupf rückwärts gestellt.)

**37. Seitliegestütz.** Wie Liegestütz, aber mit Stütze nur einer Hand und eines Fußes und die eine Körperseite nach unten gerichtet.

Befehl: In den Flankenliegestütz — eins! — zwei! — drei!

Wird eingenommen wie Liegestütz mit Hinzufügung einer Drehung, die bei „drei!" geschieht, oder aus dem Streckfitz.

**38. Handstand:** Stand auf den Händen mit oder ohne Stütze.
Befehl: In den Handstand — auf!

**39. Rückenlage:** Der Körper ruht auf dem Rücken.
Befehl: In die Rückenlage — nieder!

**40. Winkelstand:** Der Rumpf vorwärts gesenkt.
Befehl: Rumpf vorwärts — senkt!

**41. Rumpfbeuge vorwärts:** Der Rumpf tief vorwärts gebeugt.
Befehl: Rumpf vorwärts — beugt!

**42. Rumpfbeuge rückwärts:** Der Rumpf rückwärts gebeugt.
Befehl: Rückwärts — beugt!

— 23 —

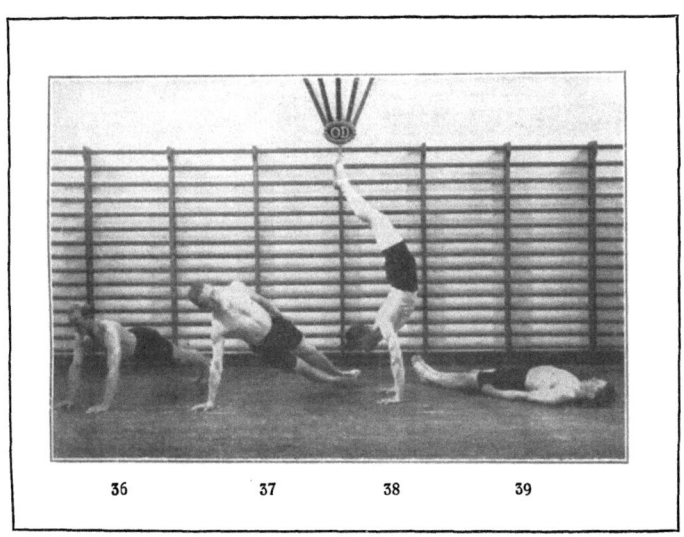

36          37          38          39

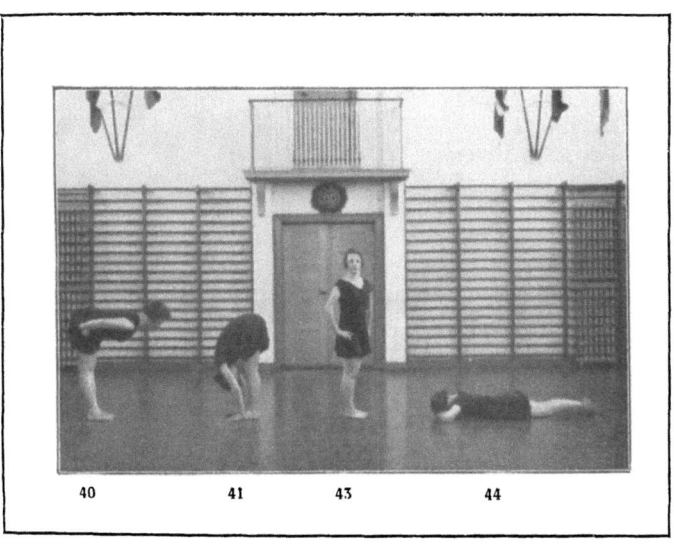

40          41     43          44

— 24 —

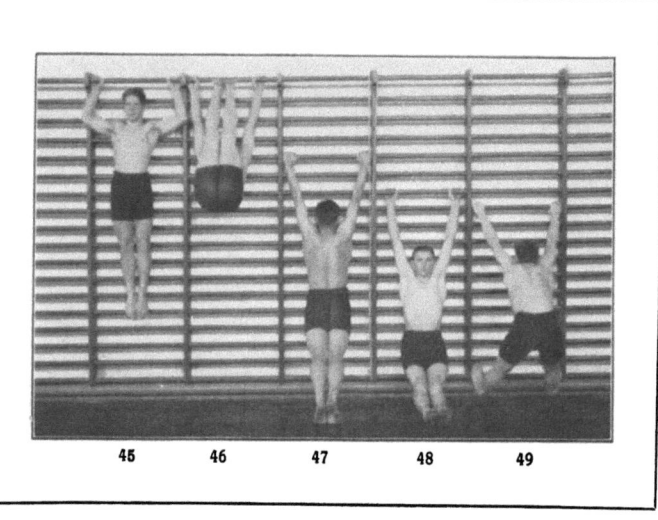

45   46   47   48   49

**43. Rumpfdrehung:** Der Rumpf nach einer Seite gedreht.
Befehl: Rumpfdrehen nach links (oder nach rechts) — dreht!

**44. Bauchlage:** Der Körper ruht auf der Vorderseite.
Befehl: Zur Bauchlage — nieder!

**45. Beugehang:** Hang mit gebeugten Armen z. B. an der obersten Sprosse rücklings.
Befehl: Zum Beugehang rücklings — auf!

**46. Hochsturzhang:** Hang rücklings an der Sprossenwand, bei dem die Füße gegen dieselbe Sprosse stützen, um die die Hände greifen.
Befehl aus dem Hang rücklings: Die Beine zum Hochsturzhang — schwingt!

**47. Bogenhangstand** (Schwimmhangstand): Griff der Hände um eine Sprosse in Stirnhöhe, Arme und Beine gestreckt, die Zehen aufwärts gebeugt, der Körper in einem Bogen, die Brust gegen die Sprossen.
Befehl, nachdem die Hände die Sprosse erfaßt haben anfangs: Die Füße zum Bogenhangstand rückwärts — eins! (Der linke Fuß wird rückwärts gestellt und das rechte Knie gebeugt, während der Körper zu hängender Stellung mit gestreckten Armen gesenkt wird.) Zwei! (Der rechte Fuß wird rückwärts neben den linken gestellt.) Später: Zum Bogenhangstand — springt!

**48. Winkelhangstand rücklings:** Rücken gegen die Sprossenwand und geschlossene, vorw. gestreckte Beine mit Stütz der Füße gegen den Boden.
Befehl: Eine Sprosse in Kopfhöhe — faßt!
In den Winkelhangstand — springt!

**49. Winkelhangstand vorlings:** Mit dem Gesicht gegen das Gerät, die Füße auf der untersten Sprosse in Grund= oder Grätschstellung; die Hände fassen in Brusthöhe, die Hüften sind stark gebeugt.
Befehl: Zum Winkelhangstand vorlings — auf!

**Die Arbeitsformen,** die früher meistens in der Grundgymnastik gebraucht wurden, werden im folgenden besprochen. Nach ihrer natürlichen Zusammengehörigkeit werden sie zu Arbeitszweigen geordnet; innerhalb dieser werden einige nach ihrer verschiedenen Wirkung nochmals eingeteilt.

# Die Arbeiten.

## I. Die Ordnungsarbeit

ist notwendig, um die Abteilung auf die beste Weise aufzustellen, sie über den Fußboden, an die Sprossenwände oder andere Geräte so zu verteilen, daß man schnell mit der eigentlichen Arbeit in Gang kommen und daß diese lebhaft und gut vor sich gehen kann in sinnreichen und natürlichen Aufstellungen, die ohne Zeitverlust durch unwesentliche und unnötige Dinge gewechselt werden.

Gute Disziplin ist nötig beim Turnen; aber direkter Verbrauch an Zeit und Kräften zu ihrer Aufrechterhaltung sollte am liebsten überflüssig sein.

Wo die Arbeit gut geht, werden gemeinsame Interessen und die übereinstimmende Auffassung des Zieles und der Mittel die beste Disziplin schaffen.

Vor allem gilt es — namentlich zur Winterszeit in einer kalten Halle — die Turnenden zu Beginn der Stunde so schnell wie möglich durch die Arbeit zu erwärmen. Hierzu können die Ordnungs= arbeiten gut benutzt werden, indem die Aufstellung, das Abzählen, Staffeln und Richtungnehmen während des Gehens oder Laufens vorgenommen werden können.

**1. Aufstellung.**
Befehl: Vorwärts (nach näher bezeichneten Flügelmännern in einer, zwei oder drei Reihen) — geht! oder läuft!

Zum Flügelmann kann der größte, der kleinste oder der tüchtigste unter den Schülern erwählt werden.

### 2. Abzählen.

Befehl: Im Takte mit dem Gehen zu zweien — dreien — vieren oder fünfen abzählen — zählt!

Das Abzählen geschieht im Marschtakt in der ersten Reihe mit Kopfdrehen nach rechts oder in einer einzelnen Reihe — nach links.

### 3. Reihenöffnung und Staffeln.

Befehl: Die Reihen zur (näher angegebenen) Staffelaufstellung öffnen — geht! oder lauft!

Beim Staffeln zu zwei Reihen aus einer Flankenreihe können die Ersten nach links, die Zweiten nach rechts gehen.

Beim Staffeln zu drei Reihen aus einer können die Zweiten und Dritten seitwärts gehen, während die Ersten in der Mitte bleiben; ebenso beim Staffeln zu fünf Reihen, können die Zweiten 2, die Vierten 4 Schritte nach rechts, die Dritten 2, die Fünften 4 Schritte nach links gehen.

Soll aus zwei Flankenreihen eine Aufstellung zu Vieren gebildet werden, so werden die beiden Reihen zunächst zum passenden Abstand geöffnet und dann durch Seitwärtsgehen der Ersten und Zweiten gestaffelt.

Sollen aus zwei Reihen sechs gebildet werden, so geschieht das Staffeln in ähnlicher Weise, indem nach dem Reihenöffnen die Ersten jeder Reihe stehenbleiben, während die Zweiten und Dritten nach ihren Seiten gehen.

### 4. Richtung.

Nach beendetem Gang oder Lauf und während des Übens kann das Richtungnehmen unter Anwendung eines der kleinen Geschicklichkeitshüpfe geschehen.

### 5. Arbeitsstellung.

Geringe Grätschstellung mit kleinem Fußwinkel und alles frei und ungezwungen.

Befehl: „Fertig!"

Diese Stellung tritt an Stelle der allgemein üblichen Grundstellung und ist also die Ausgangsstellung für alle Arbeit im freien Stehen. Da die Arbeit, um recht wirken zu können, frei und lose, also ohne Steifheit vorgenommen werden soll, muß diese Stellung auch frei und bequem sein. Sie wird immer eingenommen, wenn während der Arbeit befohlen wird: Aus der Stellung — auf! An den Platz — lauft! u. dgl.

### 6. Ruhestellung.

Eine bequeme Ruhestellung ist die leichte Grätschstellung mit freier Wahl solcher Bewegungen, welche die tiefe Atmung fördern.

Befehl: Ruht!

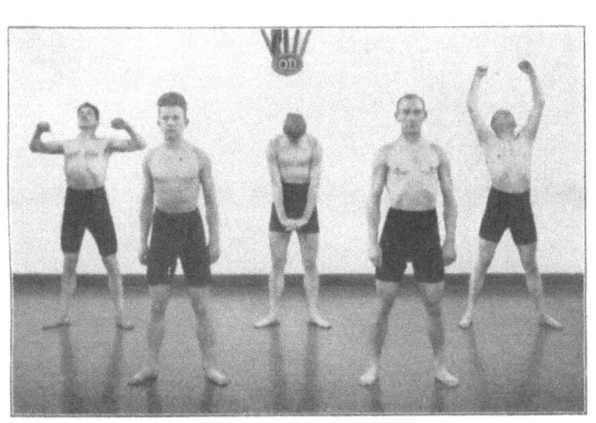

Vorn: Arbeitsstellung.   Hinten: Ruhestellung.

### 7. Wendungen.

Die Drehungen können auf zweierlei Weise ausgeführt werden, ganz frei, auch mit Hüpfen, oder aus der Grundstellung in zwei Taktzeiten. In der ersten Taktzeit dreht man sich dann auf der Ferse der angegebenen Seite und auf dem entgegengesetzten Fußballen, in der zweiten Taktzeit zieht man den hinteren Fuß an den vorderen heran.

Halbe Drehungen können auch in drei Taktzeiten ausgeführt werden mit Vorstellen eines Fußes in der ersten, der halben Drehung auf den Fußballen in der zweiten und dem Heranziehen des hinteren Fußes in der dritten Taktzeit.

### 8. Platzwechsel.

Dies muß so schnell und einfach wie möglich geschehen mit Ausweichen nach rechts, wenn zwei aneinander vorbei wollen.

## II. Die Beinarbeit.

Wie der ganze Übungsstoff das Ziel hat, eine geschmeidige, kräftige und gewandte Gestalt herauszuarbeiten, so muß es die Aufgabe dieses Arbeitszweiges sein, geschmeidige, kräftige und geschickte Beine zu bilden, und sie sollen deshalb nach ihrer Wirkung in drei Untergruppen eingeteilt werden.

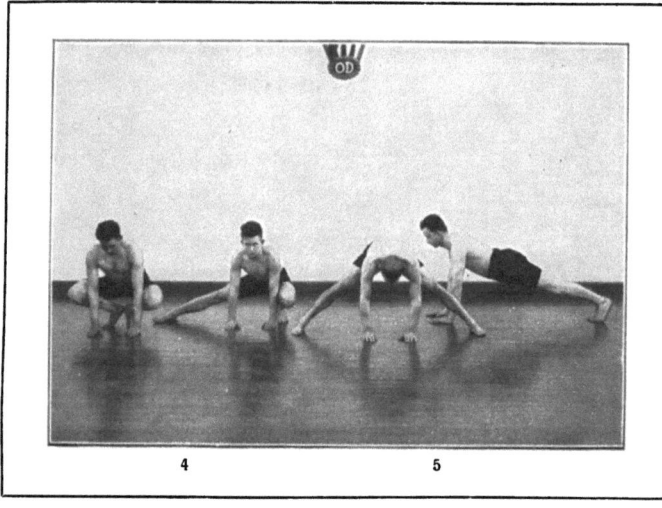

4 5

## Geschmeidigmachende (dehnende) Beinarbeit.

**1. Aus dem Zehenstand mit griffesten Händen: Schnelles tiefes Kniebeugen und -strecken, beides in einer Taktzeit.**

Dies wird zu zweien ausgeführt mit Fassung beider Hände, Gesicht gegen Gesicht, oder mit Griff der Hände an der Sprossen= wand oder dem Querbalken in Hüfthöhe.

**2. Aus dem Stand mit Unterstützung: Schnelles Fersenheben und tiefes Kniebeugen.**

Paarweise mit Fassung beider Hände, Gesicht gegen Gesicht.

**3. Mit Hüfthalte schnelles Fersenheben und tiefes Kniebeugen.**

**4. Aus der Stützkniebeuge: Hüpfen mit wechselweisem Seitstrecken der Beine.**

Knie und Spann strecken beim Seitstellen!

**5. Aus der Stützkniebeuge: Hüpfen mit Grätschen und Schließen der Beine.**

Beim Grätschen die Knie strecken!

Die Arbeit kann auch in Verbindung mit Hüpfen zum Liegestütz vorlings und rücklings ausgeführt werden.

— 29 —

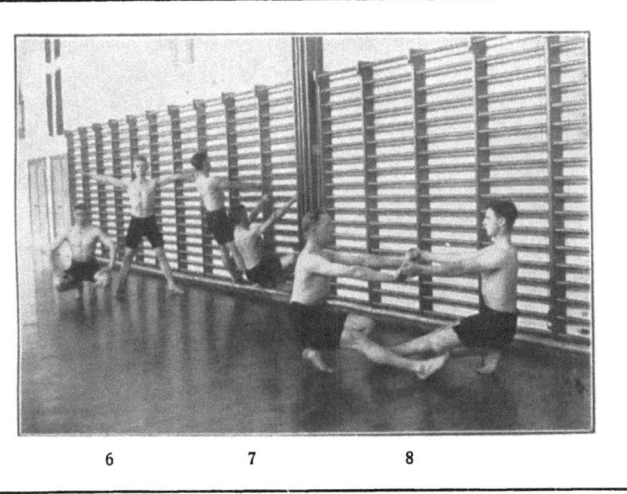

6　　　　　7　　　　　8

**6. Wechselhüpfen zwischen tiefer Kniebeuge und Grätschstellung.**

Die Armhaltung kann bei der Übung wechseln, in der Kniebeuge können die Hände auf die Knie gestützt, in der Grätschstellung können die Arme gebeugt oder zur Seithalte geschwungen werden. Das Hüpfen geschieht auf den Zehen.

**7. Auf- und Abspringen an der Sprossenwand.**

Aus der Ausgangsstellung auf der untersten Sprosse mit Griff der Hände in Schulterhöhe kann befohlen werden: Hohes Auf- und tiefes Niederspringen nach Zählen — 1! (tiefe Kniebeuge) — 2! (Abspringen hoch in die Luft und nieder in die tiefe Kniebeuge) — 3! (schnelles Kniestrecken mit abermaligem Aufspringen auf die Sprosse); es ist jedoch besser für die Übung, wenn befohlen wird: Im Takte — springt!

**8. Aus der Kniebeuge mit Unterstützung mit Vorstellen oder Vorheben eines Beines: Wechselhüpfen.**

Es kann geübt werden mit Griff an der Sprossenwand oder dem Querbalken, aber am besten paarweise, Gesicht gegen Gesicht mit Handfassung.

Die Bedeutung dieser acht Arbeitsformen liegt teils in dem Geschmeidigmachen von Hüft-, Knie- und Fußgelenk, das unter Mitwirkung der Schwere durch das starke Zusammenbeugen der Gelenke geschieht, und teils in der Elastizität, die erworben wird, wenn alle Gespanntheit und aller Widerstand in den Streckmuskeln vermieden und die Bewegungen im richtigen Rhythmus ausgeführt werden. Geschmeidigkeit besteht nämlich nicht allein in Beweglichkeit der Gelenke, sondern zugleich in federnder Spannkraft der Muskeln, die sichere und kräftige Bewegung ermöglicht. Nur dann, wenn dies alles vereinigt ist, ist wirklich Geschmeidigkeit vorhanden.

Die folgende geschmeidigmachende Arbeit bewirkt — durch Dehnung der Beckenhalter — die vollständige Ausstreckung der Kniegelenke. Sie ist aber zugleich geschmeidigmachende Rückenarbeit, indem sie eine kräftige Vorwärtsbeugung in der Lende erfordert.

**9. Aus der Stützkniebeuge: Kniestrecken.**

Die Handflächen sollen, wenn möglich, während des Kniestreckens gegen den Boden gehalten werden. Einseitiges Beinspreizen oder Hüpfen zum Liegestütz und zurück kann zwischen dem einzelnen Kniestrecken eingeschaltet werden.

**10. Einseitiges Strecken der Beckenhalter in der Grätschstellung.**

Die Arbeit geht unter rhythmischem Schwingen des Oberkörpers vor sich, der mit Hilfe der Hände, die oberhalb des einen Fußgelenks fassen, so tief wie möglich vorwärts gebeugt wird. Es wird abwechselnd erst die eine, dann die andere Seite geübt. Das Übergehen zur anderen Seite wird am besten durch einen halben Rumpfkreis rückwärts ausgeführt. Die Arbeit kann auch im Grätschsitz auf dem Boden vorgenommen werden.

Befehl: Mit Fassung über dem Fußgelenk einseitiges Strecken der Beckenhalter im Wechsel links und rechts — übt!

**11. Aus der Grätschstellung mit Fassung oberhalb der Fußgelenke: Strecken der Beckenhalter.**

Die Arbeit geht, wie in 10, durch rhythmisches Schwingen des Oberkörpers vor sich, der durch den Zug der Arme nach und nach so tief gebeugt werden kann, daß die Stirn den Boden berührt.

**12. Aus dem Strecksitz am Boden mit Hochhalte der Arme: Rumpfbeugen vorwärts mit Fassen der Fußsohlen und Heben der Fersen vom Boden.**

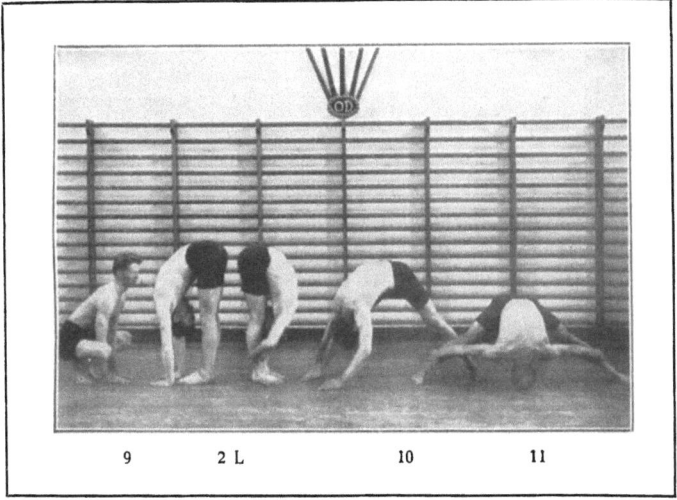

9     2 L     10     11

Beim Heben sollen Kopf und Oberkörper aufgerichtet und die Knie kräftig gestreckt werden.

Nachdem die Hände von außen um die Fußsohlen gefaßt haben, kann befohlen werden: Fersen — hebt! — senkt!

**13. Aus dem Schrittknien: Rumpfbeugen vorwärts mit Streckung des vorderen Beines.**

Beim Vorwärtsbeugen wird das Gesäß ganz herunter auf den hinteren Fuß gesenkt, dessen Spann gestreckt sein muß. Das vordere Bein wird vorwärts gestreckt, und die eine Hand faßt um den Fuß, während die andere auf den Boden gestützt werden kann.

**14. Aus dem Hürdenlaufsitz: Rumpfbeugen vorwärts.**

Auf den Befehl: In den Hürdenlaufsitz — nieder! wird ein Sitz eingenommen, bei dem das eine Bein vorwärts gestreckt, das andere seitwärts geführt wird, soweit möglich, mit allen Gliedern im rechten Winkel! Die Hände fassen außen bei den Zehen um den abwärts gewandten Fußrand des hinteren und um den äußeren Fußrand des vorderen Fußes.

Auf den Befehl: Vorwärts — beugt! wird der Rumpf durch den Zug des vorderen Armes vorwärts über das Knie gebeugt,

— 32 —

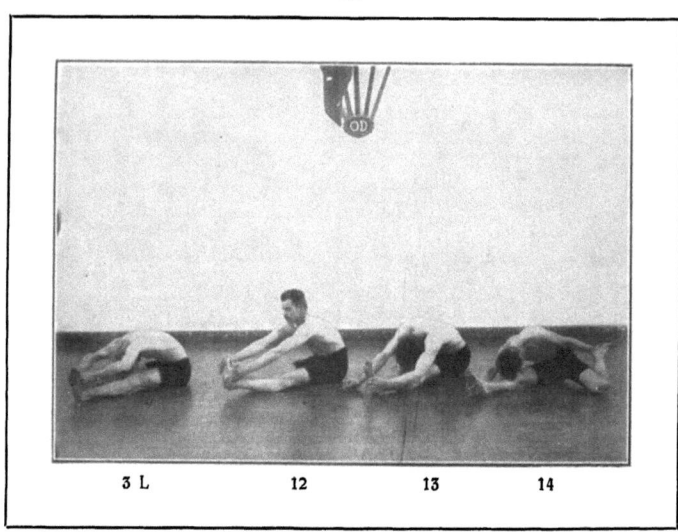

3 L        12        13        14

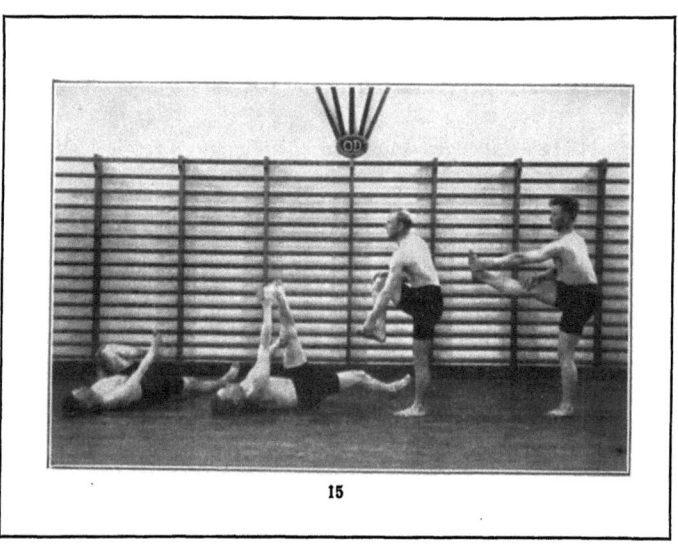

15

— 33 —

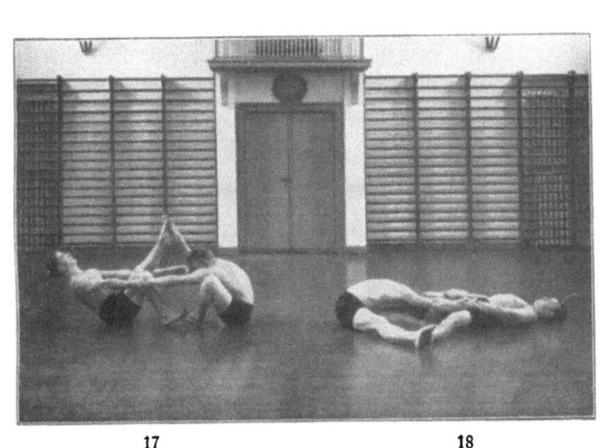

17          18

das gleichzeitig kräftig ausgestreckt wird, während die hintere Hand den hinteren Fuß vom Boden hebt, mit den Zehen schräg aufwärts, wie es der Hürdenlauf fordert. Auf den Befehl: Schlaff! wird die Ausgangsstellung ohne Anspannung eingenommen. An Stelle von schlaff! kann auch streckt! befohlen und der vordere Fuß gehoben werden, wodurch eine kräftige Knie- und Beckenhalterstreckung erfolgt.

**15. In der Rückenlage: Einseitiges Kniestrecken mit Hilfe der Hände.**

Aus der Ausgangslage kann befohlen werden: Mit Fassen um Fuß und Knie (oder beider Hände um den Fuß) das linke (oder rechte) Knie — hebt! Die rechte Hand faßt um den linken Fuß, und auf den Befehl: Das linke Knie — streckt! geschieht diese Bewegung mit Hilfe der linken Hand, die gegen das Knie drückt; danach wird befohlen: — schlaff! Das Kniestrecken kann auch im Sitz oder Stand ausgeführt werden.

**16. Aus der Rückenlage oder im Stand: Heben eines gestreckten Beines mit Kopfsenken vorwärts.**

Beide Hände fassen dabei oberhalb des Fußgelenks. Siehe S. 35 Bild 16.

**17. Im Winkelsitz mit paarweiser Unterstützung: Kniestrecken.**

Aus dem Hocksitz, Gesicht gegen Gesicht mit doppelter Handfassung, heben die Turner ein oder beide Beine gestreckt zum Winkel, wobei sie die Füße gegenseitig gegeneinander stützen. Wenn ein Bein gehoben wird, fassen sie am besten um die Handgelenke, beim Heben beider Beine haken sie gegenseitig die Finger ein. Das Strecken erfolgt durch abwechselndes Rückwärtssenken und Vorwärtsbeugen.

**18. Im Grätschsitz mit paarweiser Unterstützung: Kniestrecken.**

Die Turner stützen die Füße gegeneinander und fassen beide Hände. Das Kniestrecken geschieht wie bei der vorigen Arbeit durch wechselweises Rückwärtssenken und Vorwärtsbeugen.

## Beinarbeit an den Sprossen.

**1. Aus dem Stand rücklings Rumpfbeugen tief vorwärts mit Erfassen der untersten Sprosse: Strecken der Beckenhalter.**

Befehl, nachdem die Sprosse gefaßt ist: — Arme beugt! — schlaff!

Diese Arbeit läßt sich gut mit Rumpfsenken vorwärts verbinden, wobei die Hände die Sprosse loslassen und weit nach vorn gegen den Boden stützen.

**2. Aus der Rückenlage auf dem Boden mit Griff der gestreckten Arme an der 3. Sprosse und Beinheben mit angehockten Knien und Stützen der Zehen gegen dieselbe Sprosse: Kniestrecken.**

Es können entweder beide Knie gleichzeitig oder eines nach dem andern gestreckt werden. Nach dem Kniestrecken kann wechselweises Beinsenken abwärts ausgeführt werden.

**3. Im Hüftbeugehang: Kniestrecken.**

Die Ausgangsstellung kann aus dem Hang oder dem Winkelhangstand rücklings eingenommen werden, mit oder ohne Helfer, auf den Befehl: Zum Hocksturzhang — hebt! (auf!) und darauf: Knie — streckt! — schlaff! Langsam — senkt! Wie in Nr. 20 kann wechselweises Beinsenken vorwärts abwärts vorgenommen werden. Hier, wie in der vorigen Nr., versucht man, das Bein möglichst weit gegen den Boden zu führen.

**4. Aus dem Stand mit Fußstütze an der Sprossenwand: Einseitiges Strecken der Beckenhalter.**

Im Stande vorlings erfaßt der Turner eine Sprosse in Schulterhöhe und stützt einen Fuß so hoch wie möglich auf eine Sprosse. Das Strecken geschieht durch Armbeugen.

Befehl: Arme — beugt! — streckt!

— 35 —

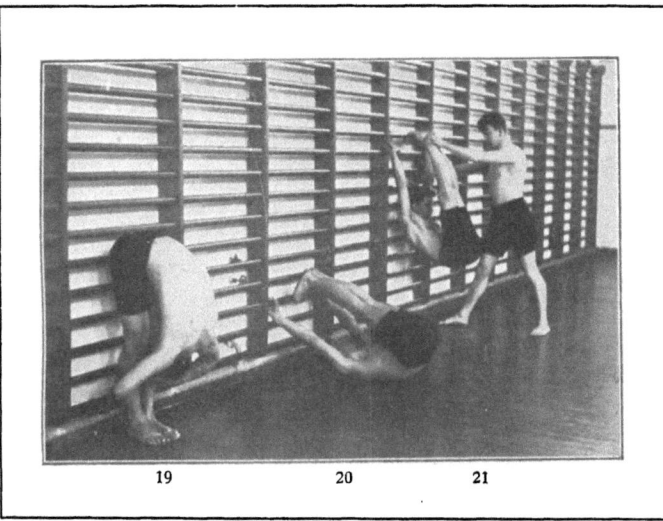

19    20    21

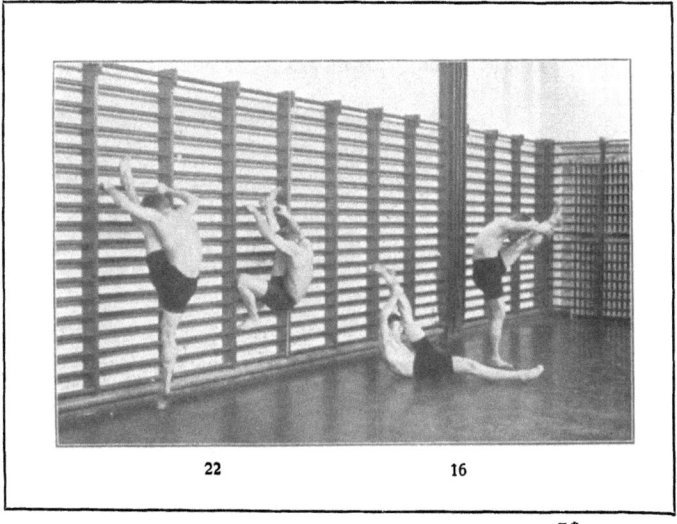

22    16

3*

**5. Aus dem Hürdenlaufhangſtand: Einſeitiges Strecken der Beckenhalter.**

Aus der einſeitigen Kniebeuge an der Sproſſenwand, wobei die Hände etwa in Kopfhöhe faſſen, wird das andere Bein ſo hoch wie möglich gegen die Sproſſenwand geſtützt. Die Arbeit erfolgt durch Armbeugen und -ſtrecken.

## Kraftgebende Beinarbeit.

**1. Mit Hüfthalte: Langſames Ferſenheben und tiefes Kniebeugen.**
Es kann auch in Verbindung mit Armbewegungen gemacht werden.
Befehl: Ferſen — hebt! Knie tief — beugt! — ſtreckt! — Ferſen — ſenkt!
Oder: Langſam im Takte — übt!

**2. In der Grätſchſtellung: Langſames Wechſelbeugen der Knie halbtief.**
Es kann mit Hüft- oder Scheitelhalte oder in Verbindung mit Armhebungen ausgeführt werden.
Befehl: Wechſelbeugen der Knie nach links und rechts — 1! — 2!
Oder: Langſam im Takte — übt!

**3. In der Grätſchſtellung mit Unterſtützung: Wechſelbeugen der Knie.**
Es kann paarweiſe ausgeführt werden, Geſicht gegen Geſicht, mit Faſſung beider Hände oder einer Hand, oder auch Seite gegen Seite, Fuß gegen Fuß mit Faſſung einer Hand; auch einzeln mit Stütz der Hände gegen den Boden.

**4. In der Grätſchſtellung: Üben des Knie- und Fußgelenks durch Abſchnellen vom Boden.**
Einſeitiges leichtes Kniebeugen und Strecken mit kräftigem Abdruck vom Boden zum Heben des geſtreckten Beines, im Wechſel. Das Niederſtellen des Fußes beim Kniebeugen geſchieht ganz leicht nur mit den Zehen, das Abſchnellen vom Boden beim Heben und Strecken mit voller Kraft. Eine Seite wird bis zur Ermüdung geübt, dann folgt die andere. Die Arbeit kann mit Hüft-, Beuge- oder Scheitelhaltung ausgeführt werden, auch in Verbindung mit Armbewegungen und Seitbeugen des Rumpfes. Das Seitbeugen geſchieht beim Niederſtellen nach der Seite des geſtreckten Knies, beim Strecken und Abheben nach der entgegengeſetzten Seite. Ein ähnliches Üben der Gelenke kann im Ausfall vorwärts und ſchräg vorwärts ausgeführt und mit verſchiedenen Armſtreckungen verbunden werden. Der Ausfall vorwärts und ſchräg vorwärts, die mit gutem Grund zu den ſchönſten Stellungen gerechnet werden, können hierbei vorbereitet werden.

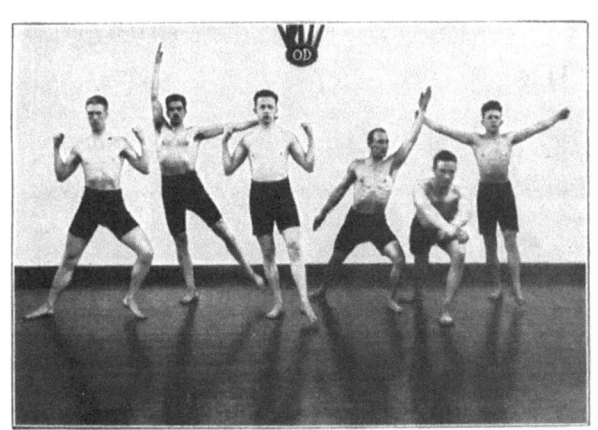

Übg. 3 in zwei Formen.

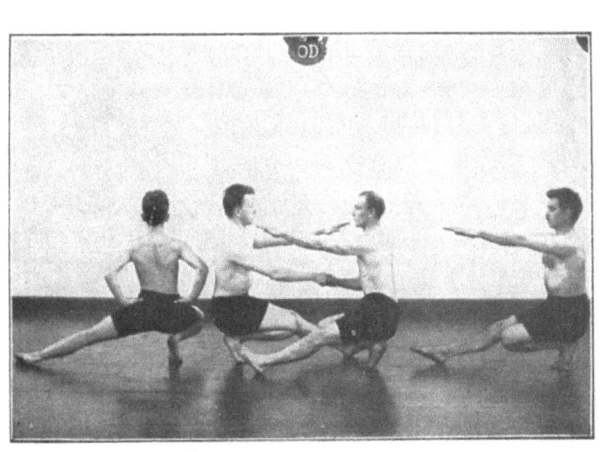

Übg. 4 in allen drei Formen.

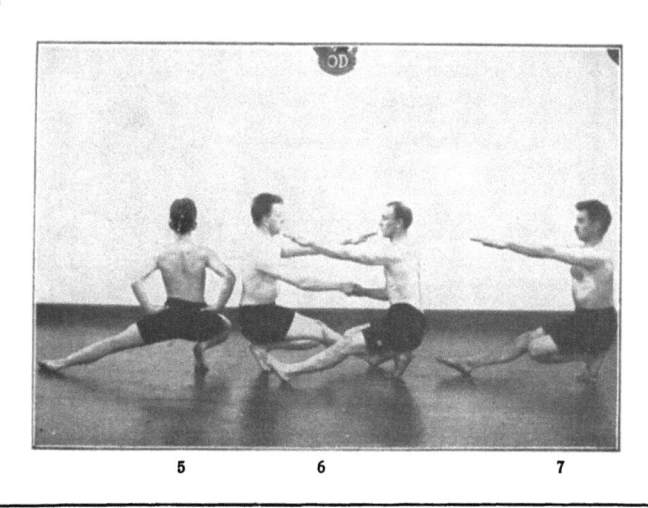

5      6      7

Befehl: Abschnellen im Ausfall (z. B.: l. seitwärts) — übt!

Der Übergang zur Arbeit mit dem anderen Bein kann nach dem Schließen der Fersen geschehen auf den Befehl: rechts — übt!

**5. In der Grätschstellung: Langsames tiefes Wechselkniebeugen.**

Die Hände können auf die Hüften oder den Scheitel gestützt werden, und die Übung kann mit verschiedenen Armbewegungen oder mit Seitbeugen nach der Seite des gestreckten Beines verbunden werden.

Befehl: Das linke Knie tief — beugt! Das rechte — beugt!
     Oder: Langsames Wechselkniebeugen im Takte — übt!

**6. Aus der Grätschstellung mit Unterstützung: einseitiges tiefes Kniebeugen mit Wendungen und einseitigem Armheben vorwärts.**

Ausführung paarweise in Gegenstellung mit Zweihandfassung.

Befehl: Mit ¼ Drehung links, Fassung der rechten Hände und Armheben vorwärts, das linke und rechte Knie tief — beugt! Die Knie — streckt! Links um — kehrt! Mit Wechseln der Arme die Knie tief — beugt!

     Oder: Tiefes Kniebeugen im Wechsel — übt!

**7. Langsames tiefes Kniebeugen auf einem Bein mit Vorheben der Arme.**

Befehl: Den linken Fuß und die Arme vorwärts — hebt! Das rechte Knie tief — beugt! (Und entgegengesetzt.)

Es kann auch mit Stütze an der Sprossenwand (Querstand) und am Querbalken, oder paarweise, Gesicht gegen Gesicht mit Handfassung ausgeführt werden.

Die Bedeutung dieser Arbeiten liegt in der Übung und Kräftigung des großen Gesäßmuskels, des vierköpfigen Kniestreckers und der Wadenmuskeln. Die wechselnde konzentrische und exzentrische Arbeit muß ohne Zwischenstellungen vor sich gehen, so daß das Blut in den arbeitenden Muskeln stets in freiem Lauf gehalten wird.

## Geschicktmachende Beinarbeit.

**1. Hüpfen mit gestreckten Knien.**

Dies soll als ganz kleine freie Hüpfe geübt werden, mit Bewegung in den Fußgelenken; der übrige Körper muß lose und frei sein. Es kann mit elastischen Hüpfen in die tiefe Kniebeuge verbunden werden und mit Armschwingen, Schlagen und Strecken.

**2. Seitschreiten eines Fußes.**
**3. Vorschreiten eines Fußes.**
**4. Schrägvorwärtsschreiten eines Fußes.**

Es kann mit Hüfthalte oder in Verbindung mit Armbewegungen ausgeführt werden.

Das Schreiten muß genau in der Weise geschehen, die der Leiter angibt, sowohl hinsichtlich des Abstandes, wie in bezug auf Richtung und Rhythmus; denn gerade in dem Streben danach liegt der eigentliche Wert dieser Übungen.

**5. Leichtes Fersenheben und Kniebeugen.**

Es kann mit Hüfthalte oder in Verbindung mit verschiedenen Armbewegungen ausgeführt werden, auch im Wechsel mit Knieheben.

**6. Aufzehen.**

Es kann in acht verschiedenen Richtungen: (45° zwischen den einzelnen) mit Hüfthalte oder anderen Armhalten oder -bewegungen vorgenommen werden.

Befehl für die einzelne Bewegung: Den linken (oder rechten) Fuß zum Aufzehen seitwärts (oder in anderer Richtung) — stellt!

Für zusammengesetzte Bewegungen; Aufzehen (in einer oder mehreren Richtungen ein- oder mehrmals in jeder) — übt!

Die Bewegungen werden dann kleine Beinschwünge oder Kniehebungen und sie werden gut mit freien Armschwüngen zur Vor- und Seithalte und mit Fersenheben des Standbeines verbunden.

7. **Hüpfen in die Grätsch- und Grundstellung.**

Es kann auf viele verschiedene Weisen ausgeführt werden, von denen hier einige genannt werden sollen:
a) mit Hüfthalte,
b) mit Zwischenhupf in der Grundstellung,
c) mit Zwischenhupf in der Grätschstellung,
d) mit Armschwingen seitwärts beim Hüpfen in die Grätschstellung,
e) mit Armschwingen seitwärts beim Hüpfen in die Grätsch- und mit Zwischenhupf in der Grundstellung,
f) mit Armschwingen seitwärts aufwärts und Handklappen über dem Kopf beim Hüpfen in die Grätsch- und mit Armschwingen seitwärts abwärts mit Schlag gegen die Seiten beim Hüpfen in die Grundstellung,
g) mit Viertel- und halben Drehungen beim Zwischenhupf in der Grundstellung.

8. **Wechselweises Seitschwingen der Beine mit Hüpfen auf dem entgegengesetzten Fuß.**

Es kann mit Hüft-, Beuge- oder Scheitelhalte ausgeführt werden, auch in Verbindung mit einseitigem Armschwingen oder mit Armstrecken z. B. seitwärts oder aufwärts über das schwingende Bein und später mit gleichzeitiger Vorwärtsbewegung des anderen Armes an der Seite des Standbeins, ferner mit einseitigem Armschlag und Kopfdrehen.

9. **Hüpfen mit einseitigem Knieheben und entgegengesetztem Armschwingen vorwärts.**

Es soll lose und frei ausgeführt werden mit Vorschwingen des rechten Armes beim Heben des linken Knies und umgekehrt. Zwischen dem Hüpfen mit Knieheben wird ein Hupf in der Grundstellung der Füße ausgeführt. Das Hüpfen kann auch mit freiem Schwingen beider Arme von der Vor- durch die Tief- zur Seithalte und umgekehrt geübt werden. Dieses Hüpfen läßt sich gut im Wechsel mit dem von Nr. 8 ausführen.

10. **Spindelschritt.**

So hoch auf den Zehen wie möglich. Er beginnt damit, daß der linke Fuß hinter die Wade des rechten Beines geführt und dann etwas nach rechts hin, also daß er das rechte Bein hinten kreuzt,

— 41 —

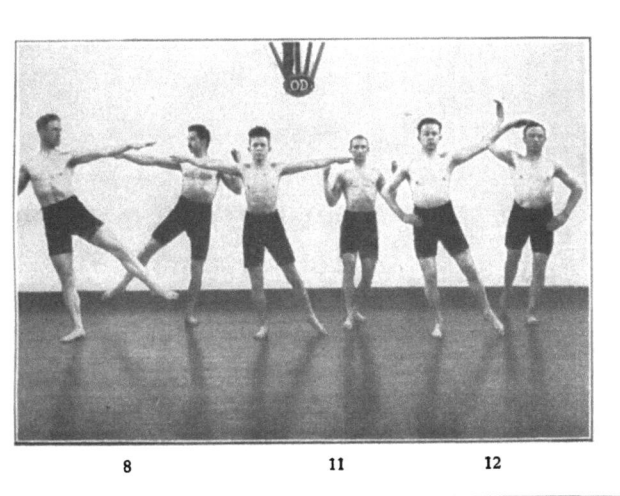

8   11   12

auf den Boden gestellt wird; auf dem rechten Fuß wird gleichzeitig zweimal gehüpft, dann wechseln die Füße usf.

**11. Hüpfen mit Seit- und Vorstellen der Füße.**

Es kann im Wechsel mit Unterschenkelheben und Handklappen ausgeführt werden oder in Verbindung mit elastischem Hüpfen in die tiefe Kniebeuge. Aus dem Hüpfen mit Seitstellen der Füße geht man praktisch mittels einer Vierteldrehung in das Hüpfen mit Vorstellen über. Das Hüpfen kann mit Hüft-, Schlag- oder Beugehalte der Arme ausgeführt werden, auch mit Armschwingen und -strecken mit beiden Armen zugleich oder im Wechsel, z. B. seitwärts und vorwärts.

**12. Wechselweises Beinschwingen im Bogen mit drei kleinen Hüpfen auf dem anderen Fuß.**

Die Übung beginnt damit, daß der rechte Fuß hinter die Ferse des linken gestellt wird, der linke wird in einem Bogen vorwärts, seitwärts, rückwärts geschwungen und unter die r. Hacke gestellt usw. Die Übung kann mit Hüfthalte oder anderen Armhalten vorgenommen werden oder in Verbindung mit Armbewegungen, z. B. einseitigem Armschwingen seitwärts aufwärts zur Scheitelhalte über

— 42 —

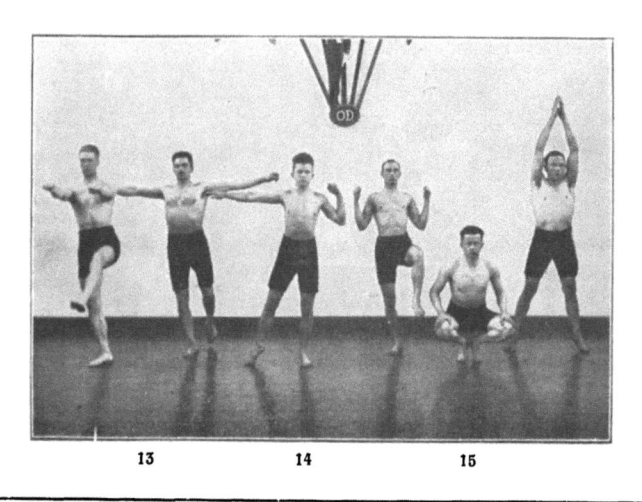

13    14    15

dem schwingenden oder tragenden Bein; wenn beide Arme oben sind, schwingen sie nacheinander in derselben Weise abwärts usf.

**13. Wechselweises Beinschwingen vorwärts und rückwärts mit vier kleinen Hüpfen auf dem anderen Fuß.**

Das Wechseln der Füße geschieht, indem der schwingende Fuß hinten unter die gehobene Ferse des anderen gestellt wird. Die Übung kann mit Hüfthalte ausgeführt werden oder mit Armschwingen vorwärts und rückwärts über das schwingende Bein oder mit freiem Armschwingen vorwärts, abwärts, seitwärts und umgekehrt, auch mit Armstrecken. Man verbindet es praktisch mit Beinschwingen im Bogen mit vier kleinen Hüpfen.

**14. Hüpfen mit Aufzehen seitwärts und vorwärts und Knieheben.**

Beim ersten Hupf auf dem rechten Fuß wird die linke Fuß= spitze zur Seite gestellt, beim zweiten wird das Knie gehoben, beim dritten werden die Zehen vorn aufgestellt, und beim vierten wird das Knie wieder gehoben, und dann wechseln die Füße mit Hüpfen, wobei die rechte Fußspitze seitwärts gestellt wird. Es kann mit Hüfthalte oder anderen Armhalten geübt werden oder in Verbindung mit Armbewegungen, z. B. ein=

— 43 —

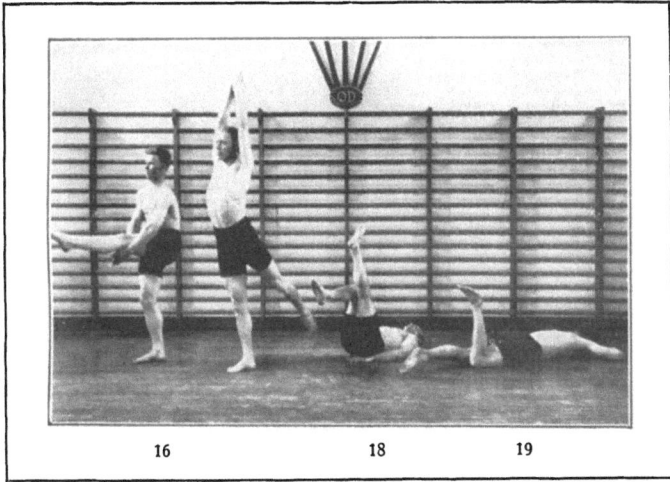

16  18  19

seitigem Armstrecken seitwärts und vorwärts über das bewegte oder das tragende Bein. Auch Hüpfe in die tiefe Kniebeuge lassen sich gut einfügen bei 5 und nach diesen Vierteldrehungen bei 1.

**15. Wechselhüpfen auf den Zehen, zwischen der Kniebeuge, der Grätsch= und der Grundstellung.**

Es kann mit Hüfthalte geübt werden, oder die Hände werden in der Kniebeuge auf die Knie gelegt, die Arme beim Hüpfen in die Grätschstellung seitwärts aufwärts geschwungen zum Handklappen über den Kopf und beim Hüpfen in die Grundstellung seitwärts abwärts. Es können auch noch ein paar leichte Hüpfe in der Grundstellung mit Armbeugen und Seitstrecken eingefügt werden.

**16. Beinschwingen vorwärts und rückwärts mit Handklappen.**

Nach jedem Beinschwingen vorwärts und rückwärts wird das Bein zur Grundstellung gestellt und das andere Bein geschwungen. Das Handklappen erfolgt zuerst unter dem Knie, dann über dem Kopf und zuletzt hinter dem Rücken.

**17. Aus der Rückenlage: Ein= und beiderseitiges Knieheben und =strecken.**

Es kann mit Armstrecken, =schwingen und =schlagen in verschiedener Art verbunden werden.

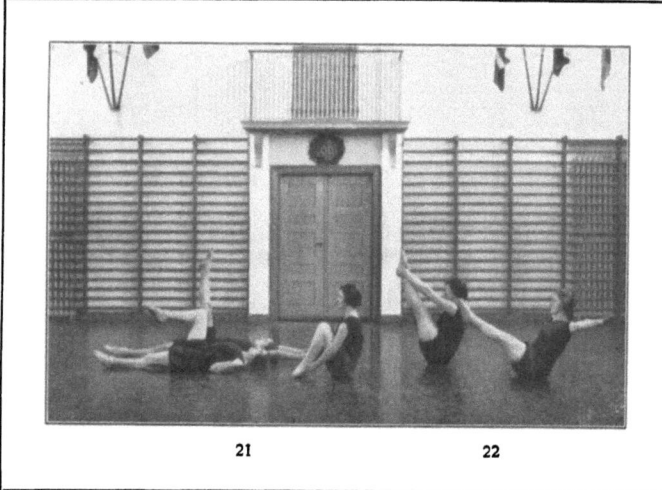

21 22

Diese Übungen haben ihre Bedeutung in den Forderungen, die sie an das Zusammenspiel von Nerven und Muskeln stellen. Sie können erst richtig ausgeführt werden, wenn die Turner gelernt haben, die Muskelarbeit zu isolieren. Im selben Grade wie diese Fähigkeit wächst, wird die Geschicklichkeit vergrößert.

**18. Aus der Rückenlage mit senkrecht gehobenen Beinen: Ein= oder beiderseitiges Beugen und Strecken von Fuß=, Knie= und Hüftgelenk.**

Die Hände können unter den Kopf gelegt, oder zur Stütze unter dem Gesäß mit den Handflächen gegen den Boden gebraucht werden.

**19. Aus der Bauchlage: Einseitiges oder beiderseitiges Beugen und Strecken der Knie= und Fußgelenke.**

Die Hände können mit den Handflächen gegen den Boden unter der Stirn gefaltet werden.

Bei dieser wie bei der vorigen Übung können die Bewegungen einzeln befohlen werden oder auch als eine bestimmte Bewegungsreihe im Takte.

**20. Aus dem Handstand mit Unterstützung: Ein= oder beiderseitiges Beugen im Fuß=, Knie= oder Hüftgelenk.**

Die Stütze kann von einem im Grätschsitz am Boden weilenden Helfer gegeben werden mit Griff um die Hüften des Übenden.

**Befehl:** Die 1. Reihe in den Grätschsitz am Boden, die zweite in die Stützkniebeuge einander gegenüber — ab! Zum Handstand — auf! usw.

Diese drei letzten geschicktmachenden Beinübungen wirken zwar in ähnlicher Weise wie die übrigen, daneben aber noch eigenartig, weil die Innervation durch die ungewohnten Stellungen erschwert wird und außerdem die Turner (in den beiden letzten) ihre Beine nicht sehen können. In demselben Grade wie die Bewegungen gelingen, wird der Muskelsinn wachsen.

**21. In der Rückenlage: Beugen und Strecken der Fußgelenke mit entgegengesetztem Beugen und Strecken der Handgelenke.**

Die Arbeit wird schwerer, wenn sie in der Kniehebhalte und mit den Armen im rechten Winkel, z. B mit dem einen in der Vor- und dem andern in der Seithalte ausgeführt wird. Das Fuß- und Handgelenkbeugen kann auch im Stand geübt werden. Siehe Bild Nr. 2 auf S. 59.

**22. Aus dem Hocksitz: Ein- und beiderseitiges Kniestrecken mit Fassen der Füße.**

## III. Die Armarbeit.

Das Ziel dieser Arbeit ist, den Schülern geschmeidige, kräftige und geschickte Arme zu geben. Sie wird deshalb, gerade wie die Beinarbeit, nach ihrer Wirkung in den genannten Richtungen in drei Gruppen eingeteilt.

Die geschmeidigmachende Gruppe richtet ihr Augenmerk besonders auf die Verhältnisse der Rumpfmuskulatur, indem man mit ihr vor allen Dingen den großen und kleinen Brustmuskel dehnt, um dadurch die Ruhelänge dieser Muskeln zu vergrößern und die Drehung des Schulterblattes frei zu machen.

### Geschmeidigmachende (dehnende) Armarbeit.

**1. Aus der Grätschstellung: Einseitiges Armkreisen.**

Es wird am besten mit leicht vorwärts gesenktem Oberkörper und mit vollständig losen und freien Schultern und Armen ausgeführt; die freie Hand kann auf die Hüfte gestützt werden.

**2. Aus der Grätschstellung: Freies Armschwingen zwischen Kreuz- und Flughalte.**

Es wird als freies, rhythmisches Schwingen geübt, das vorn vor dem Unterkörper mit gekreuzten Armen beginnt. Die Arme werden

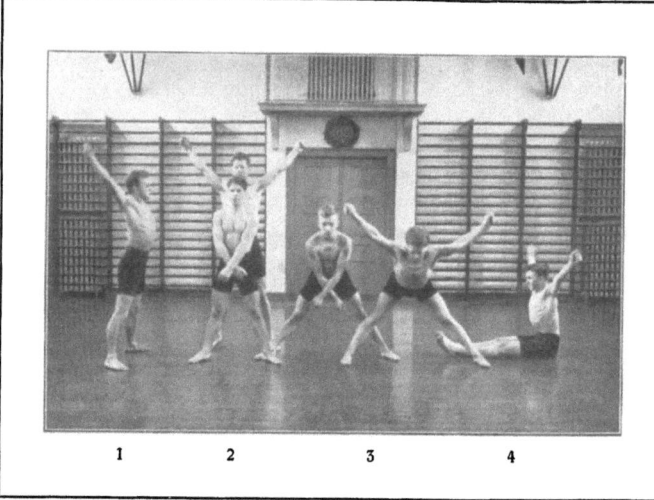

| 1 | 2 | 3 | 4 |

dann schräg seitwärts aufwärts möglichst weit zurückgeschwungen zur hohen Flughalte. Die Arbeit gewinnt dadurch, daß man den Körper beim Aufwärtsschwingen der Arme zur höchsten Halte ein wenig vorwärts senkt, während man die Fersen leicht hebt.

3. **Aus dem Grätschwinkelstand: Freies Armschwingen zwischen Kreuz- und Flughalte.**

Wie Übung 2, nur daß der Rumpf bis zum rechten Winkel nach vorn gesenkt ist.

4. **Aus dem Strecksitz: Freies Armschwingen zwischen Kreuz- und Flughalte.**

5. **Freies Armschwingen mit Fersenheben und Kniebeugen.**

Es wird in der Weise ausgeführt, daß das Schräg-aufwärts-rückwärtsschwingen der Arme mit dem Fersenheben und Kniestrecken zusammenfällt. Das Kniebeugen kann auch mit Kniehehen wechseln.

6. **Einseitiges Armschwingen aufwärts mit gegenseitigem Beinschwingen rückwärts.**

Es kann entweder mit Wechseln der Arme und Beine vor jedem Schwung oder als fortgesetztes Schwingen mit demselben Arm und

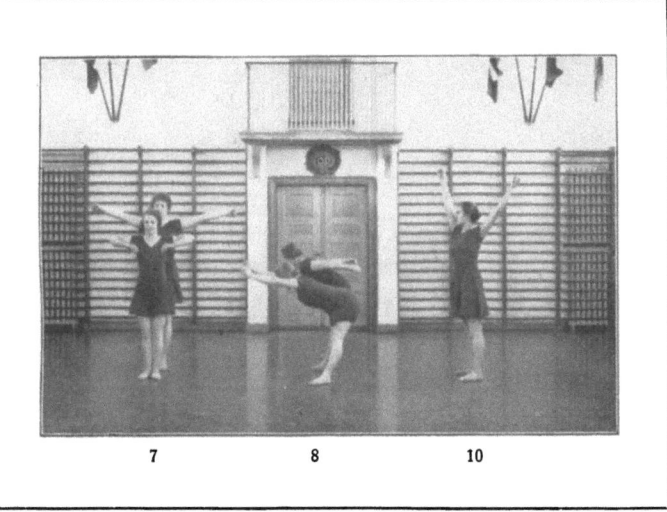

7  8  10

Bein geübt werden, auch mit beiden Armen gleichzeitig und Fersenheben.

**7. Aus der Grätschstellung: Freier Armschlag oder freies Armschwingen zwischen Schlag= und Seithalte.**

Der freie Armschlag wird am besten als Ellbogen= und Armschlag im Wechsel ausgeführt, indem einmal die zum Armschlagen gebeugten Arme im Schultergelenk zunächst vorwärts und dann ruckhaft und kräftig nach hinten und etwas schräg aufwärts geführt werden und darauf, nachdem die Arme zur freien Schlaghalte vor der Brust zurückgekehrt waren, kräftiges Armschlagen mit Strecken der Ellenbogen, gleichfalls etwas schräg aufwärts, ausgeführt wird. Es folgen also die Bewegungen derartig aufeinander: Schlaghalte, Ellenbogenschlag, Schlaghalte, Armschlag.

Soll statt des Schlagens Schwingen ausgeführt werden, muß man die Arme drehen, daß die Handrücken nach hinten zeigen. Siehe Bild 7! Um die Arme beim Schlagen wie beim Schwingen möglichst weit zurückführen zu können, ist es vorteilhaft, leichtes Rumpfsenken mit Fersenheben als Gegenbewegung auszuführen sowohl beim Ellbogen= wie beim Armschlag. Die Arbeit kann auch mit leichtem

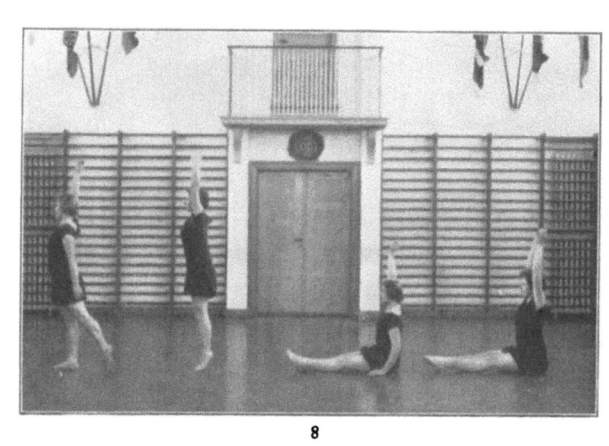

8

Fersenheben und Kniebeugen oder wechselweisem Gehen vorwärts und rückwärts verbunden werden.

**8. Aus dem Grätschwinkelstand mit Rückhalte der Arme: Freies Armschwingen vorwärts aufwärts.**

Es wird am besten mit vollständig losen und freien Armen und Schultern ausgeführt und mit Gegenbewegungen des Rumpfes, der jedesmal, wenn die Arme aufwärts schwingen, ein wenig gesenkt wird.

Es kann auch im Stand geübt werden, und bei Kindern und Frauen kann man es gut im Wechsel mit leichten Schwüngen zwischen der Rück- und Vorhalte vornehmen lassen. Zu wirksamer Rückenarbeit wird dies Armschwingen, sowohl ein- wie beiderseitig, wenn es im Streck- oder Hocksitz ausgeführt wird.

**9. Aus der Grätschstellung: Rumpfbeugen vorwärts mit Schlag gegen den Boden und Armschwingen vorwärts aufwärts.**

Beim Rumpfbeugen vorwärts schwingen die Arme vorwärts aufwärts zum Schlag gegen den Boden, in der Rumpffenkhalte, die gleich nach dem Beugen eingenommen wird, schwingen sie zur Rückhalte und von da beim Aufrichten des Rumpfes kräftig vorwärts aufwärts und weit zurück in der Hochhalte, so daß der

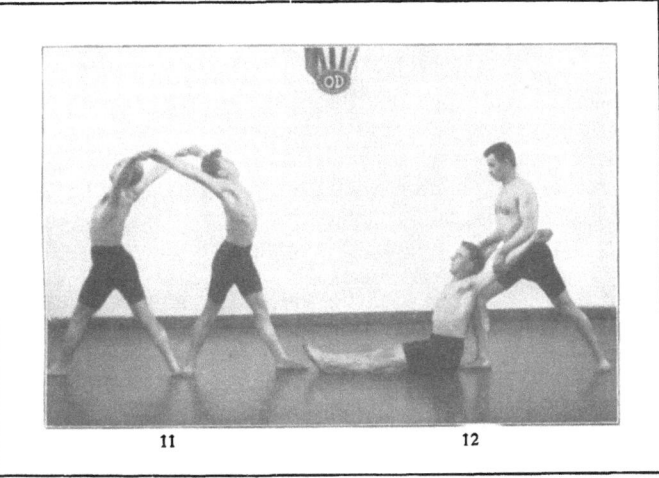

11  12

Schwung noch anhält, wenn sich der Rumpf bereits nach vorn senkt beim beginnenden Rumpfbeugen, so daß sich die Bewegungen in der Schulter treffen.

Das Armschwingen aufwärts muß sehr kräftig und weit zurück ausgeführt werden, noch wenn das Rumpfbeugen vorwärts beginnt.

**10. Ungleichseitiges Armkreisen vorwärts und rückwärts.**

Es kann in schmaler Grätschstellung ausgeführt werden.

**11. Aus der Grätschstellung: Schulterstrecken zu zweien.**

Befehle: Paarweise die rechten Füße gegeneinander, die linken einen Schritt seitwärts — stellt! Rücken gegen Rücken — dreht! Die Hände — faßt! Freies Armheben seitwärts aufwärts — übt!

Der Rumpf muß gut nach vorn über den vorderen Fuß gehalten werden und die Arme müssen gestreckt sein bei der Arbeit.

**12. Im Strecksitz: Armführen vorwärts aufwärts und seitwärts abwärts mit Hilfe.**

Am besten wird es mit Stütz der Füße zwei und zwei gegeneinander oder gegen die unterste Sprosse ausgeführt. Der Helfer steht im Ausfall vorwärts mit dem Knie gegen den Rücken des Gymnasten und greift von innen seitwärts (mit Ellgriff) um die gehobenen Oberarme. Die Bewegung geschieht langsam vorwärts aufwärts (mit kräftigem Zurückführen in der Hochhalte) und seitwärts abwärts.

Die Bedeutung dieser Übungen liegt in der Dehnung und damit erfolgenden Verlängerung des großen und kleinen Brustmuskels. Die Wirkung dieser Arbeitsformen kommt erst recht zur Geltung, wenn die Schüler lernen, die Muskulatur während der Arbeit ganz erschlaffen zu lassen und wenn sie die Schwünge und Gegenbewegungen gerade im richtigen Rhythmus und in der richtigen Richtung vornehmen können.

## Kraftgebende Armarbeit.

Das Ziel der ersten acht Arbeitsformen ist, die Kraft und Arbeitsfähigkeit der Streckmuskeln der Arme auszubilden, die in der Regel von der täglichen Arbeit sehr vernachlässigt sind. Die Beugemuskeln dagegen sind gewöhnlich gut geübt, und die Grundgymnastik braucht ihnen keine besondere Übung angedeihen zu lassen, zumal sie zusammen mit dem breiten Rückenmuskel in den letzten sechs Arbeitsformen gekräftigt werden.

Da die Sprünge und Geschicklichkeitsübungen zum Ausdruck bringen, wie weit die grundlegende gymnastische Arbeit gut ausgeführt worden ist, und da beide viel Arbeit von den Streckmuskeln der Arme fordern, müssen diese gut ausgebildet werden.

**1. Im Knieliegestütz Hand auf Hand: Armbeugen.**

Die Arbeit wird ausgeführt, indem die eine Hand, einwärts gerichtet, auf den Boden und die andere, ebenfalls einwärts gerichtet, auf sie gelegt wird, so daß die auswärts gerichteten Ellenbogen beim Beugen den Boden berühren. Die Übung wirkt kräftiger, wenn die Hände weiter nach vorn gerückt werden, wenn ein Bein gehoben wird, oder wenn das Beugen mit nur einem Arm geschieht und die freie Hand auf die Hüfte gestützt wird.

**2. Aus dem Hochliegestütz mit gegrätschten Beinen mit Hand auf Hand: Armbeugen.**

Es wird wie Übung 1 ausgeführt, aber an der Sprossenwand, der Bank oder dem Querbalken.

**3. Aus dem Grätschwinkelliegestütz mit Hand auf Hand: Armbeugen.**

Befehle: In die Grätschstellung — springt! Zum Winkelliegestütz Hand auf Hand — fallt! Arme — beugt! — streckt!

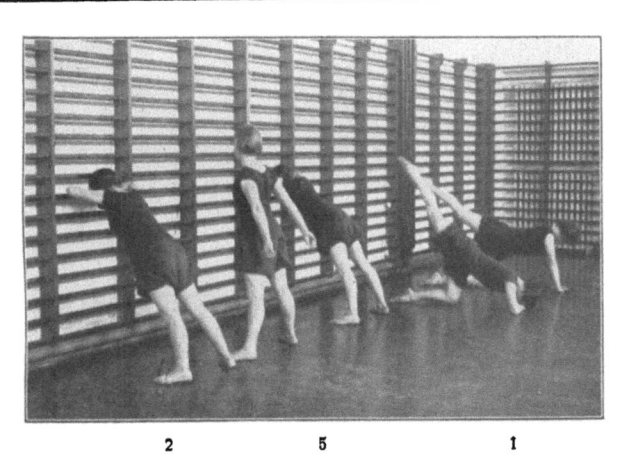

2     5     1

Beim Armbeugen werden die Ellenbogen seitwärts gegen den Boden und die Stirn auf die Hände gesenkt.

Wie bei Nr. 1 kann die Arbeit erschwert werden, indem man ein Bein hebt, oder indem man sie mit nur einem Arm ausführt, endlich indem man die Hände weiter nach vorn legt. Im letzten Fall kann man das Armbeugen gut im Wechsel mit Rumpfsenken vorwärts üben lassen. Dabei liegen die Hände nicht mehr aufeinander, sondern sie werden gedreht, daß sie parallel mit nach vorn gerichteten Fingern auf dem Boden ruhen. Das Schulterstrecken erfolgt gleichzeitig mit dem Armstrecken, während die Brust gesenkt wird. In Nr. 1 muß das Gesäß zurückgeführt werden gegen die Hacken wie es Bild 1 auf S. 76 zeigt.

Befehl nach dem Armbeugen: Den Rumpf — senkt! oder: Arme und Rücken — streckt!

**4. Aus dem Kniestand: Fall gegen den Boden mit gebeugten Armen mit kräftigem Aufrichten und Armschwingen zur Flughalte.**

Beim Abstützen vom Boden und Armschwingen wird der Körper zu senkrechter Stellung aufgerichtet; aber er soll so zeitig zum Armbeugen wieder gegen den Boden fallen, daß er der Armbewegung eben vor der Flughalte begegnet. Der Körper beschreibt da also

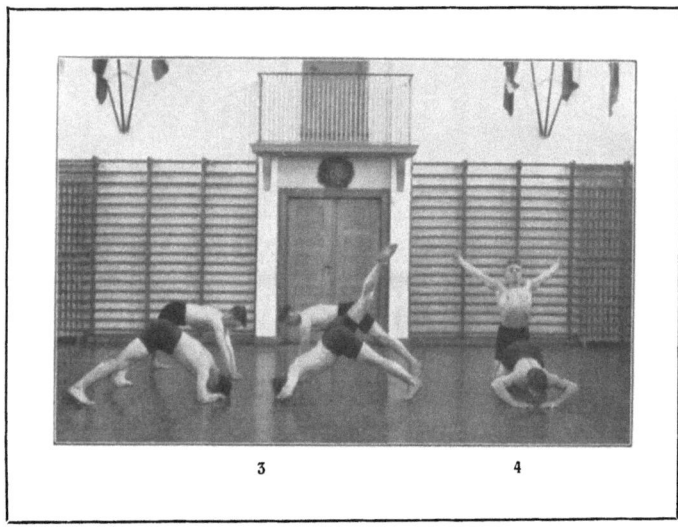

3 4

eine Gegenbewegung zu den kräftig aufwärts rückwärts geschwungenen Armen.

**5. Aus der Grätschstellung: Fallen gegen die Sprosse mit gebeugten Armen und folgendes Aufrichten.**

Dies wird mit einem solchen Abstand von der Sprossenwand geübt, daß der Fall des Körpers unterbrochen werden kann und der Körper durch kräftiges Abstützen der Hände zurückschnellt in seine aufrechte Stellung, gerade in dem Augenblick, bevor Brust und Ellenbogen das Gerät berühren. Die Übung erfordert und gibt um so mehr Kraft, je größer der Abstand von der Sprossenwand wird.

**6. Aus der Grätschwinkelstellung: Fall gegen den Boden mit gebeugten Armen Hand auf Hand im Wechsel mit tiefem Rumpfbeugen vorwärts mit Kopfhalte.**

Die Übung kann vorgenommen werden entweder mit einfachem tiefem Rumpfbeugen oder mit Rumpfbeugen mit ruckweisen, federnden Bewegungen in den Hüftgelenken im Wechsel mit dem Fall gegen den Boden.

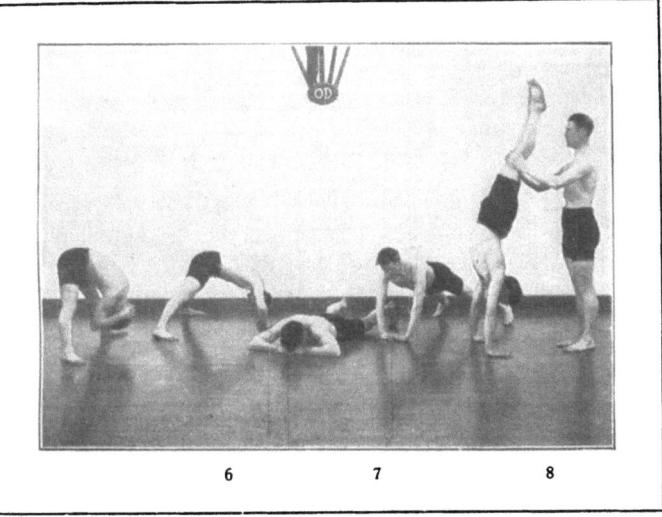

6  7  8

Befehle: In die Grätschstellung mit Kopfhalte — springt! Tiefes Rumpfbeugen vorwärts (z. B. mit drei ruckweisen Bewegungen in den Hüften) im Wechsel mit Fallen gegen den Boden mit Armbeugen — übt!

**7. Aus dem Grätschliegen vorlings mit gebeugten Armen mit Hand auf Hand: Armstrecken.**

Es kann aus der Ausgangslage mit Hand auf Hand unter der Stirn befohlen werden: Arme — streckt! — beugt! Die Zehen sollen aufwärts gebeugt sein, und der ganze Körper muß bei der Arbeit gehoben werden.

Die Übung kann mit Beugen und Strecken der Hüftgelenke wechseln. Die Reihenfolge der Bewegungen und die Befehle werden dann: Hüftenbeugen — eins! Armstrecken — zwei! Armbeugen — drei! Hüftenstrecken — vier!

**8. Aus dem Handstand mit Unterstützung: Armbeugen.**

Es kann ausgeführt werden mit Stütz der Füße gegen die Sprossenwand oder mit einem Helfer, der entweder im Stand oder im Strecksitz mit grätschten Beinen des Übenden Unterschenkel oder Hüften stützt.

Das Ziel der folgenden 6 Arbeitsformen ist, die Kraft und Arbeitsfähigkeit des breiten Rückenmuskels zu vergrößern. Dieser Muskel bekommt nämlich durch die tägliche Arbeit nur eine sehr mangelhafte Durchbildung. Das Verhältnis soll aber derart sein, daß die schwere Hebearbeit leicht und mit guter Haltung und freier Atmung ausgeführt werden kann. Dazu gehören gute Hebemuskeln am Rücken, und diese müssen deshalb kräftig geübt werden. Dagegen soll der große Brustmuskel am liebsten frei sein von aktiver Arbeit, weil er in der Regel zu kurz und zu kräftig ist.

**9. Aus dem Grätschwinkelhangstand vorlings: Körperheben.**

Die Füße stehen auf der untersten Sprosse, die Hände fassen in Brusthöhe, die Hüften sind stark gebeugt.

Die Ellenbogen sollen beim Körperheben soweit wie möglich zurückgeführt, die Brust soll tief gesenkt gehalten werden, so daß der gut zurückgeführte Kopf gegen eine Sprosse gerichtet sein kann, die tiefer liegt, als die von den Händen erfaßte.

**10. Aus dem Winkelhang**[1]) **mit gegrätschten Beinen: Körperheben mit Helfer.**

Es wird an der Sprossenwand geübt. Die Hände fassen in Schulterhöhe, und die Beine werden von einem Helfer getragen, der sie faßt wie die Arme einer Schiebkarre.

Der Oberkörper soll nach vorn geführt und die Ellenbogen sollen zurückgedrückt werden beim Körperheben.

**11. Aus dem Bogenhangstand: Körperheben.**

Befehle: Mit Riftgriff etwas über Kopfhöhe eine Sprosse (oder den Querbalken) — faßt! Füße zum Bogenhangstand — stellt! Den Körper — hebt! — senkt!

In der Ausgangsstellung sollen die Füße gebeugt und die Beine und Arme gestreckt sein; die Brust soll, auch beim Körperheben, gegen die Sprossen gehalten werden, während die Ellenbogen beim Heben stark zurückgeführt und die Riste gestreckt werden sollen.

**12. Aus dem Beugehangstand rücklings an der obersten Sprosse: Körpersenken.**

Das Senken kann auch mit Kniehebhalte erfolgen.

---

1) Der hier gemeinte „Winkelhang" entspricht dem Hang mit Vorhebhalte der Beine, der jetzt zumeist im Deutschen auch „Schwebehang" heißt. Die Übung 1 kann in deutschen Turnhallen auch vorteilhaft aus dem Grätschhangstand am niedrigen Reck geübt werden, wobei der Helfer zwischen den Beinen des Turners steht.

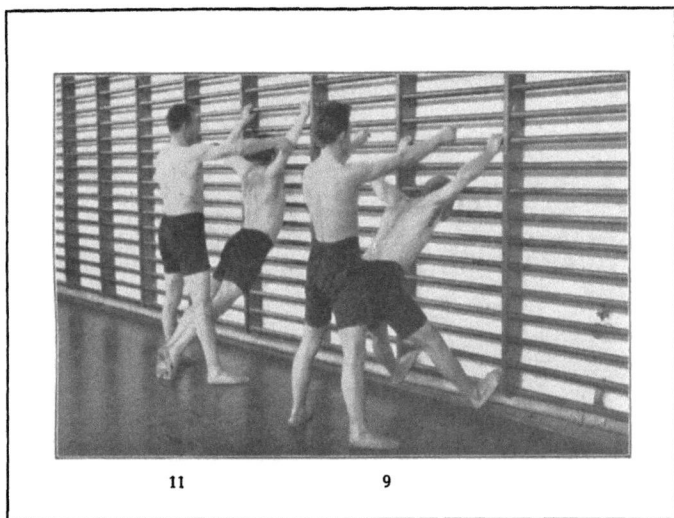

11          9

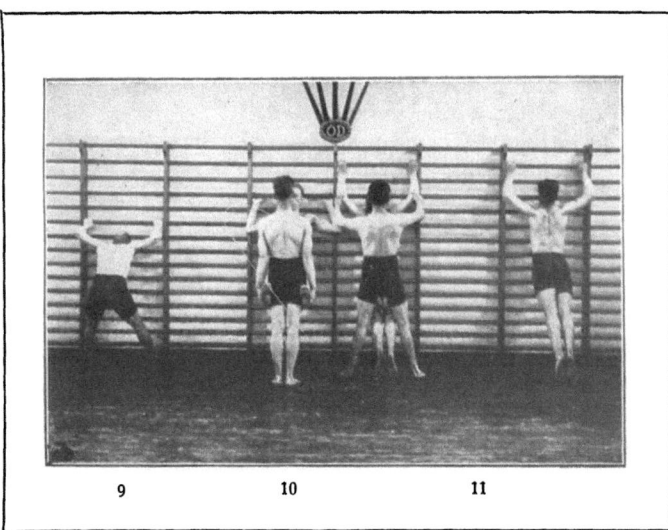

9       10       11

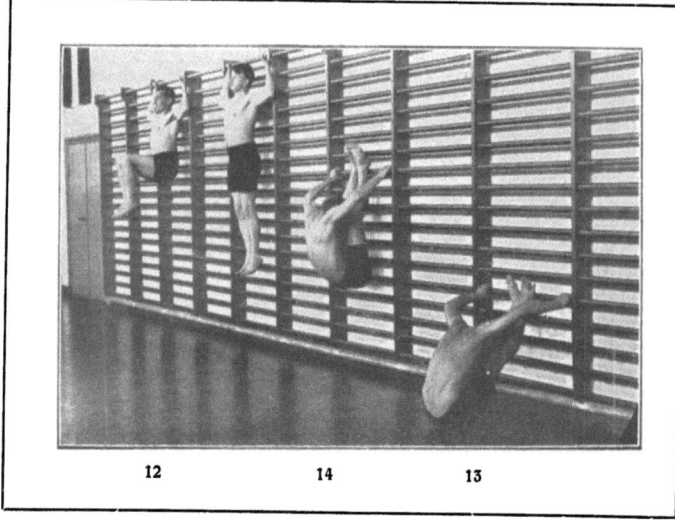

12      14      13

**13. Aus dem Hüftbeugesitz an der Sprossenwand: Körperheben.**
Es kann befohlen werden: In den Hockfitz mit den Füßen auf die 5. und mit Fassung an der 4. Sprosse — nieder! Den Körper — hebt! — senkt!

Beim Körperheben sollen die Ellenbogen so hoch wie möglich gehoben werden.

**14. Aus dem Hüftbeugehang: Körperheben.**
Die Ausgangshaltung kann eingenommen werden, indem der Turner im Stande vorlings eine Sprosse in Schulterhöhe erfaßt und dann auf den Sprossen zwischen den Armen hindurch hinaufsteigt.

Die Hebeübungen 9, 11, 13 und 14 können anfangs mit einem Helfer vorgenommen werden, der hinter dem Rücken des Übenden steht und mit leichtem Griff dessen Ellenbogen beim Körperheben gut zurückführt.

**15. Aus dem Fallhangstand (Hangstand vorlings): Körperheben.**
Befehle: Den Balken (in Hüfthöhe) mit Aufgriff — faßt! In den Fallhangstand — springt! Den Körper — hebt! — senkt!

Es kann auch mit einem Helfer ausgeführt werden, der die Füße des Turners wie eine Schiebkarre trägt. Der Helfer kann den Turner beim Körperheben mäßig zu sich ziehen, wodurch dessen Ellenbogen in die richtige Haltung gebracht werden.

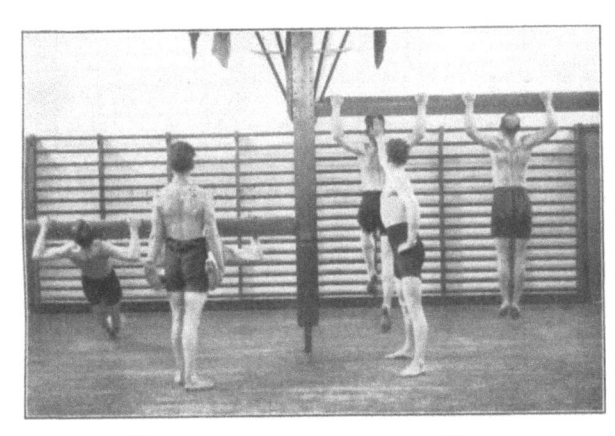

15          16

**16. Aus dem Streckhang mit Ristgriff: Körperheben.**

Wenn der Körper gehoben wird, muß er nach vorn und der Scheitel hinauf gegen die untere Kante des Balkens geführt werden, was die Ellenbogen gut zurück zwingt. Diese Übung kann auch mit einem Helfer ausgeführt werden, der hinter dem Übenden steht und ihn stützt, entweder durch Griff um seine Oberarme oder Hüften, oder, indem er eine Hand gegen seinen Hinterkopf hält. Beim Körperheben kann ein- oder beiderseitiges Knieheben vorgenommen werden.

**17. Aus dem Hangstand oder Hang mit Kammgriff: Felgaufschwung oder -aufzug.**

Querbalken in Brust- oder etwas über Reichhöhe. Auf den Befehl: Mit Untergriff den Balken — faßt! oder: In den Hang mit Untergriff — auf! ergreift man den Balken in der Weise, daß die Fingerspitzen dem Gesicht zugewendet sind. Auf den Befehl: vorlings — auf! schwingen die Beine geschlossen und gestreckt zum Stütz. Der Abzug kann in mehreren Taktzeiten mit Beugung des Hüftgelenks und der Arme geschehen, der Abschwung in einer Taktzeit mit gestreckten Hüftgelenken und Tiefsprung vorwärts, nach dem Beinschwingen rückwärts.

Aus dem Stütz können auch Viertel- oder halbe Drehungen vorgenommen werden, und der Abgang kann durch Rücksenken und Kniehang oder dgl. erfolgen.

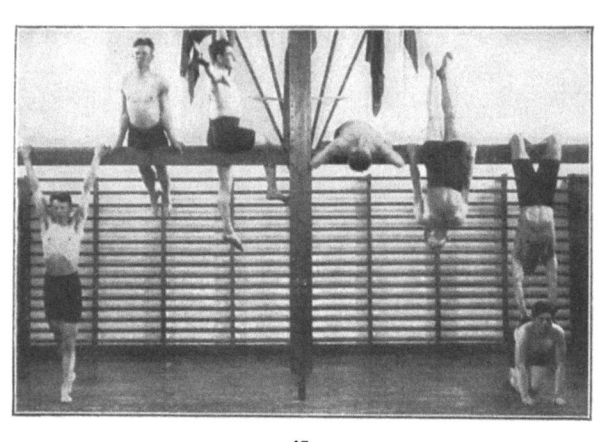

17

## Geschicklichkeitsarbeit für die Arme.

**1. Armstrecken.**

Es kann mit einem oder beiden Armen in einer oder in verschiedenen Richtungen und in verschiedener Reihenfolge ausgeführt werden. Das Armstrecken mit beiden Armen wird schwieriger, wenn es ungleichseitig oder später mit dem einen Arm einen Takt vor dem andern, oder wenn es in Verbindung mit leichten Beinbewegungen vorgenommen wird.

Armstreckungen mit Beinbewegungen können im Liegen rücklings geübt werden, was sie bedeutend erschwert.

**2. Handgelenkbeugen und -strecken in Verbindung mit Beugen und Strecken der Fußgelenke.** Siehe S. 45 Nr. 21.

**3. Armheben.**

Es kann einfach oder zusammengesetzt, gleichseitig oder ungleichseitig ausgeführt und dadurch erschwert werden, daß es zusammen mit ruhigen Beinbewegungen vorgenommen wird.

**4. Aus der Schlaghalte: Armschlagen.**

Reine, scharfe Schläge aus der Schlag- zur Seithalte.

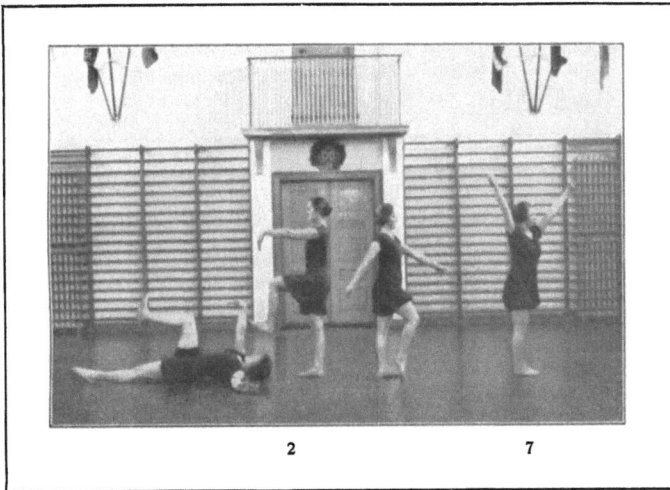

2 7

Man kann die Schwierigkeit und den Wert der Übung erhöhen, indem man das Armschlagen zwischen Armschwünge oder Armstreckungen einfügt und indem man es einseitig, oder mit dem einen Arm eine Taktzeit vor dem anderen, oder in entgegengesetzter Richtung vornehmen läßt.

5. **Armschwingen.**

Es kann gleichseitig und ungleichseitig, auch nach verschiedenen Richtungen, nach Zählen oder im Takte geübt werden.

**6. Beiderseitiges und einseitiges Armschwingen wechselweise zwischen Rück- und Vor- und Rück- und Hochhalte.**

Es kann praktisch mit Fersenheben, Kniebeugen, Knieheben und Beinschwingen rückwärts verbunden werden.

**7. Entgegengesetzte einseitige leichte Armschwünge vorwärts und rückwärts im Wechsel mit entgegengesetztem Armkreisen vorwärts und rückwärts.**

Es ist praktisch eine gerade Zahl (z. B. 4) von Armschwüngen vorwärts und rückwärts mit einer ungeraden (z. B. 5) von ungleichseitigen Armkreisen zu verbinden, weil dann die Richtung der Arme jedesmal wechselt.

**8. Freies Armschwingen vorwärts – seitwärts.**

Rhythmisches Schwingen mit leicht geballten Händen und losen Armen von der Vor= durch die Tief= zur Seithalte und umgekehrt ohne Unterbrechung der Bewegung.

Die Schwierigkeit und der Übungswert können erhöht werden, indem man mit einem Arm in bestimmter Haltung eine Taktzeit hindurch verharren und dann das Schwingen ungleichseitig fortsetzen läßt, um später durch Verharren mit dem andern Arm zur gleichseitigen Bewegung zurückzukehren, oder indem man einen oder mehrere Armkreise vorwärts oder rückwärts mit beiden Armen einfügt, oder endlich, indem man die Armbewegungen mit leichten Beinübungen verbindet, z. B. mit leichtem Fersenheben und Knie= beugen, mit Aufzehen, Knieheben oder Schrittstellungen, die alle so vorgenommen werden müssen, daß sie vom Rhythmus und den Bewegungen der Armschwünge unterstützt werden.

Diese und viele andere Arbeitsformen der gleichen Art haben ihre Bedeutung in den Forderungen, die sie an die Innervationsfähigkeit und den Muskelsinn stellen.

Ebenso sicher wie die Schwierigkeiten in der Arbeit überwunden werden, wächst die Geschicklichkeit des Übenden.

## IV. Die Halsarbeit.

Das Ziel dieser Arbeit ist, den Hals geschmeidig und kräftig zu machen, daß er den Kopf schön und frei tragen kann, was für die Schönheit der Haltung von größter Bedeutung ist.

Der „Bogenhals" ist ein recht allgemeiner und verunzierender Haltungsfehler. Man entfernt ihn durch Streckung der Nackenmuskulatur, aber namentlich dadurch, daß man durch Halsübungen den langen Halsmuskel übt und dadurch kürzer macht, so daß die Krümmung der Halswirbelsäule auf ihr richtiges Maß zurückgeführt wird. Die Arbeit wird in die Untergruppen der geschmeidigmachenden und der kraftgebenden eingeteilt.

### Geschmeidigmachende Halsarbeit.

**1. Kopfdrehen.**

Es kann als schnelles oder langsames Drehen des Halses nach der Seite so weit wie möglich ausgeführt werden.

### 2. Kopfsenken vorwärts und rückwärts.

Bei der Ausführung soll der Hals zunächst tüchtig gestreckt werden. Das Beugen vorwärts soll möglichst im oberen, das Beugen rückwärts im unteren Teil der Halswirbelsäule geschehen.

### 3. Kopfsenken seitwärts.

Wie Übung 2 wird es langsam und so tief wie möglich vorgenommen.

Die Wirkung der Übung kann vergrößert werden, wenn man sie mit dem Rücken gegen die Sprossenwand ausführen läßt. Die Hände fassen dann mit festem Griff so tief wie möglich am Gerät. Die Schultern sollen beim Beugen des Halses gut gesenkt werden.

### 4. Kopfdrehen mit Hilfe einer Hand.

Beim Kopfdrehen nach links wird die rechte Hand hinten um den Nacken zum Griff an die linke Wange geführt, um bei der Drehung zu helfen.

Befehl: Mit Hilfe der rechten Hand den Kopf nach links — dreht! und umgekehrt.

### 5. Kopfkreisen.

Es wird ruhig in möglichst großer Bewegungsbahn ausgeführt.

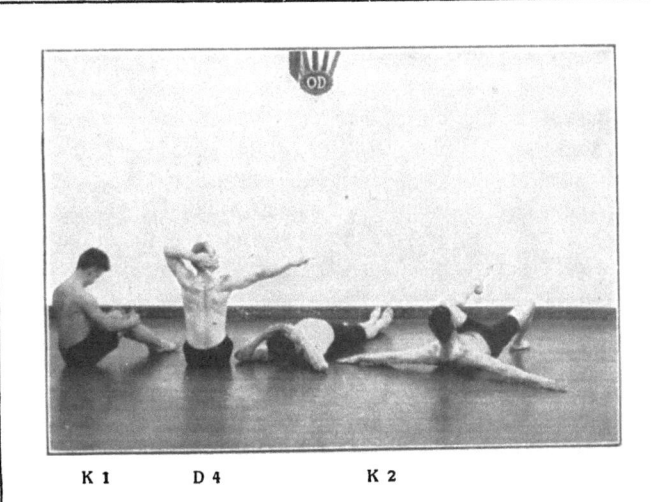

K 1    D 4    K 2

## Kraftgebende Halsarbeit.

**1. Aus dem Sitz mit angehockten oder gestreckten Beinen: Kopfsenken vorwärts.**

Es wird mit Vorteil nach Rumpfstrecken oder hohem Rückbeugen vorgenommen.

**2. Aus der Rückenlage: Kopfsenken vorwärts.**

Es kann mit Seithalte der Arme geübt werden in Verbindung mit einseitigem und doppeltem Knieheben mit den Händen um das Schienbein gefaltet, oder mit Heben der gestreckten Beine und Fassung oberhalb der Fußgelenke. Es kann auch mit Widerstand der über der Stirn gefalteten Hände ausgeführt werden.

**3. Aus dem Liegen vorlings mit Seithalte der Arme: Kopfsenken vorwärts.**

Bei der Ausführung stützen die Handflächen und die Stirn gegen den Boden.

Die erzeugte Bewegung wird zu einem Heben des ganzen Körpers, mit einem Winkel in den Hüftgelenken.

Der Befehl kann lauten: Den Kopf vorwärts — senkt! — schlafft! Oder: Den Körper zum Winkel — hebt! — senkt!

Diese Arbeit kräftigt sowohl den langen wie den kurzen Halsmuskel und erfordert außerdem eine große Kraftentfaltung der Bauchmuskeln.

**4. Nackenhang mit Unterstützung.**

Er kann an der Sprossenwand geübt werden mit Griff der Hände bei Vorhalte der Arme und mit einem Helfer, der mit hohler Hand den Hinterkopf des Gymnasten stützt. Im Nackenhang, der mit einem Hupf eingenommen werden kann, kann einseitiges oder beiderseitiges hohes Knieheben ausgeführt werden.

**5. Aus dem Grätsch-Fallsitz** (Rumpfsenken rückwärts zur schrägen Halte aus dem Sitz): **Strecken der Hüftgelenke mit Nackenstütze.**

Es kann so geübt werden, daß der Turner seinen Hinterkopf in die hohlen Hände (die auf dem vorderen Knie des im Ausfall stehenden Helfers ruhen) legt.

Die Übung kann auch so ausgeführt werden, daß der Helfer im Liegen rücklings die Arme vorwärts streckt, Hand an Hand und die Innenflächen nach oben, so daß der Turner seinen Hinterkopf

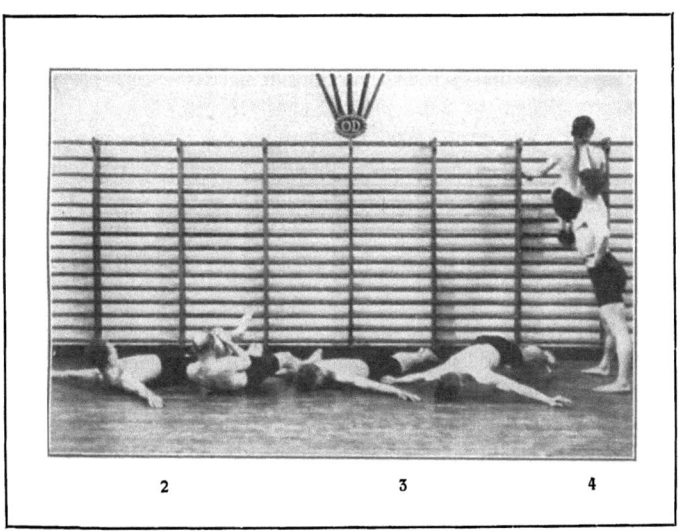

2    3    4

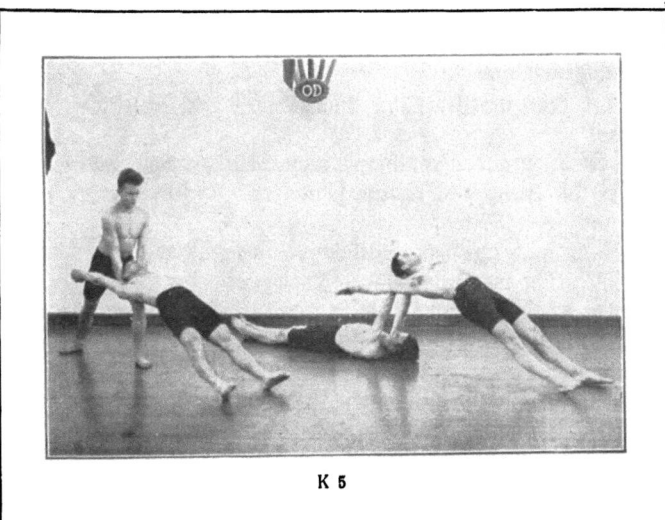

К 5

hineinstützen kann. Der Helfer kann dann beim langsamen Armstrecken seine Arme trainieren, wenn die Streckung der Hüftgelenke befohlen wird, und der Turner kann seine Arme aus der Stütze gegen den Boden zur Seit= oder Hochhalte heben.

Die vierte und fünfte Arbeitsform üben die Nackenrückenstrecker und dies muß im Zustand der Dehnung, also mit gestrecktem und etwas nach vorn gebeugtem Hals geschehen.

## V. Die Arbeit mit Seitenbewegungen.

Das Ziel dieser Arbeit ist, die Beweglichkeit der Wirbelsäule wiederherzustellen, so daß die Drehungen und Seitbeugungen geschmeidig und leicht vor sich gehen, sowohl unten im Lendenteil, wo sich von Natur die größte Beweglichkeit findet, wie auch oben in der Brust, wo die Steifheit in der Regel am meisten hervortritt.

Daß die Arbeit zur Geschmeidigmachung zugleich der ganzen Muskulatur um die Mitte des Rumpfes herum eine kräftige und sehr wertvolle Durchbildung gibt, ist von großem Vorteil; da es aber die Bauch= und Rückenmuskeln sind, von denen hier die Rede ist, und diesen bei der Arbeit für Bauch und Rücken viele und kräftig wirkende Übungsformen zugeteilt werden, kann sich hier das ganze Interesse um das Geschmeidigmachende in den Flankenbewegungen sammeln.

**1. Aus dem Knieliegestütz: Rumpfdrehen mit einseitigem Armschwung.**

Es wird entweder rhythmisch von Seite zu Seite ausgeführt, während die Arme wechselweise schwingen und stützen, oder mehrmals nach jeder Seite.

Es kann auch aus dem Grätschwinkelliegestütz oder dem Grätschliegestütz geübt werden mit den Händen weit vor.

**2. Aus der Grätschstellung mit Hüftstütz einer Hand: Rumpfdrehen mit einseitigem freiem Armschwingen.**

Beim Drehen ein wenig nach der einen und weit herum nach der andern Seite werden ruhige, rhythmische Armschwünge aus der freien Tiefhalte vor dem Körper schräg aufwärts=rückwärts fast bis zur Flughalte vorgenommen, vier (oder mehr) nach der einen und dann nach der anderen Seite.

Die Arbeit kann auch im Kniestand ausgeführt werden.

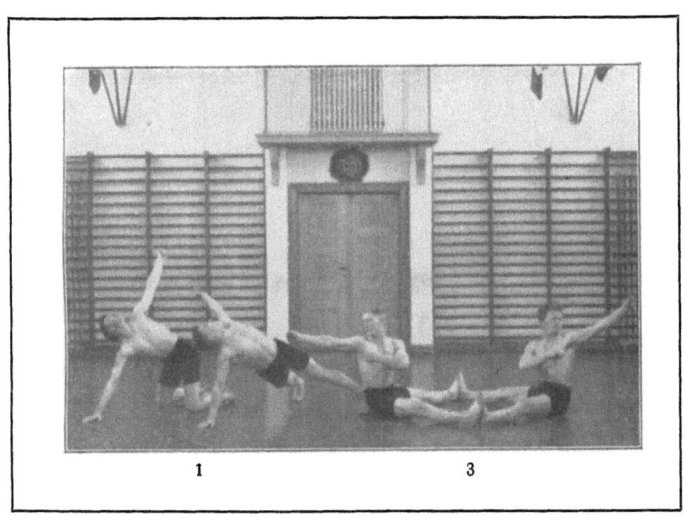

1  3

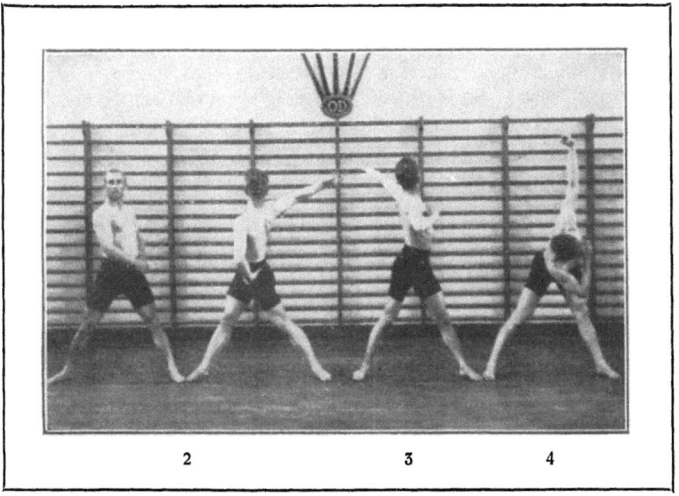

2  3  4

Buth, Grundgymnastik. 7. Aufl.  5

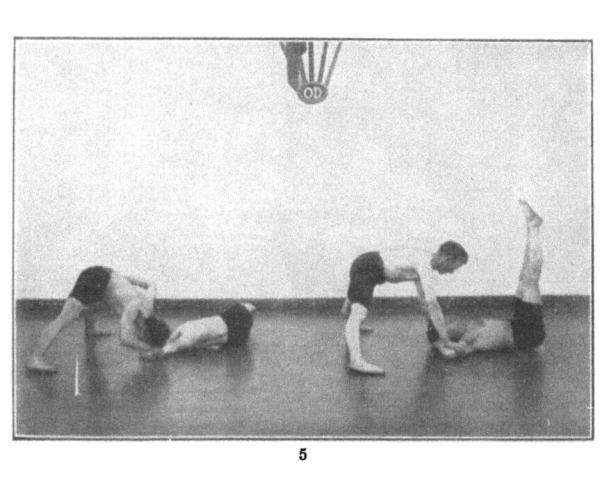

5

**3. Aus der Grätschstellung mit Schlaghalte: Rumpfdrehen mit ein=
seitigem Armschlag.**

Ruhige kräftige Drehungen von Seite zu Seite mit langen ein=
seitigen Armschlägen zur Seithalte, die den Drehungen folgen und
sie wirkungsvoller gestalten. Der Kopf wird gedreht, so daß
der Übende beständig nach der Hand des schwingenden Armes sieht.

Die Arbeit kann auch im Winkel= oder Kniestand vorgenommen
werden, oder paarweise im Grätschsitz mit gegeneinander gestützten
Füßen. Die Drehungen sollen dann nach der gleichen Seite im Saal
erfolgen, so daß einer nach links, der andere nach rechts beginnt.

**4. Aus dem Grätschwinkelstand: Rumpfdrehen mit freiem einseiti=
gem Armschwung.**

Beim Rumpfdrehen nach links schwingt der linke Arm möglichst
weit schräg=aufwärts=rückwärts, während der rechte frei einwärts=
abwärts zur Tiefhalte vor den Körper schwingt und entgegengesetzt
in fortgesetzt rhythmischer Reihenfolge.

**5. Aus der Rückenlage mit Scheitelhalte und Unterstützung: Rumpf=
drehen durch Beinschwingen von Seite zu Seite.**

Es kann mit einem Helfer ausgeführt werden, der im Knieliegestütz oder Grätschwinkelstand die Ellenbogengelenke des Übenden stützt. Die Drehungen der Wirbelsäule entstehen durch die Drehung des Beckens beim Schwingen der Beine. Diese sollen ruhig von Seite zu Seite im Hüftgelenk vor sich gehen im rechten Winkel zum Rumpfe (d. h. zur Frontalebene), ohne Anhalten in der senkrechten Stellung. Der Helfer, der immer an der dem Beinschwung entgegengesetzten Seite kräftig auf den Arm stützen muß, kann die Zeit ausnutzen, indem er den stützenden Arm beugt und die freie Hand auf die Hüfte stützt; er erhält dadurch eine kräftige Übung seiner Armstrecker.

Wenn der Turner in der Ausgangslage ist, lauten die Befehle: Beine nach links — senkt! nach rechts — führt! oder: langsames Beinschwingen im Takte — übt!

Ein ähnliches Rumpfdrehen kann im Kniehang am Querbalken oder Reck vorgenommen werden, am besten mit kräftigem Schwung der Arme.

Befehl aus dem Kniehang: Mit Armschwung den Rumpf nach links (rechts) — dreht!

### 6. Kräftiges hohes Seitbeugen.

Es kann mit lose herabhängenden Armen oder mit S- oder Scheitelhalte geübt werden. Das Körpergewicht soll den Beugungen entgegen wirken. Es kann auch im Kniestand ausgeführt, oder es kann eine Zehenschrittstellung eingenommen werden an der Seite, nach der die Beugung geschieht.

Das Seitbeugen wird mit Arbeit ausgeführt (d. h. es werden viele kleine ruckweise federnde Bewegungen gemacht), damit die Beugung so kräftig wie möglich wird. Es handelt sich hier also nicht um das übliche Seitbeugen, wo die Bewegung ruhig und gleichmäßig ausgeführt wird, sondern um kurze schwunghafte Bewegungen, bei denen die Muskeln abwechselnd angespannt und gelöst werden; sie werden angespannt, wenn der Schwung nach der Seite, nach der gebeugt wird, geschieht, jedoch ohne jede Steifheit, weil die Bewegung kurz und mit voller Kraft ausgeführt wird; dann schnellt der Rumpf ein wenig zurück, er schwingt etwas nach der entgegengesetzten Seite, er federt, wobei die Muskeln erschlaffen. Der willkürliche Schwung nach der Seite der Beugung ist also der

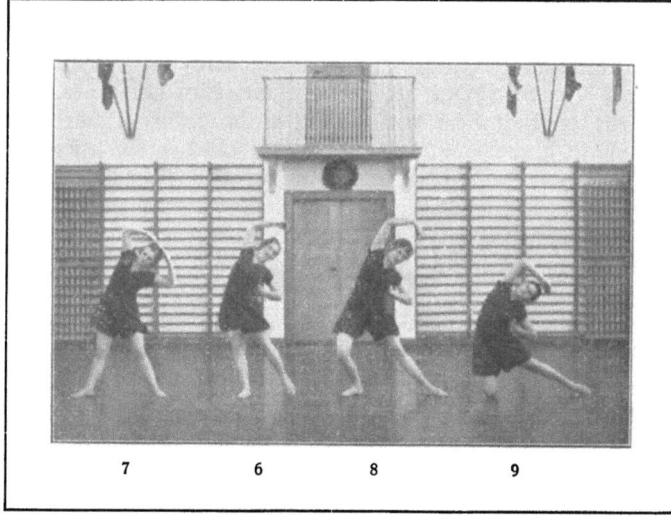

7　　　6　　　8　　　9

ausgiebigere; durch die vielen in dieser Weise einander folgenden kleinen Bewegungen wird das Seitbeugen bis zur äußersten Grenze erreicht.

**7. Aus der Grätschstellung: Seitbeugen.**

Es kann mit Scheitel- oder S-halte auf drei verschiedene Weisen ausgeführt werden: 1. rhythmisch von Seite zu Seite, 2. mit bestimmt angegebener Anzahl ruckweiser rhythmischer Bewegungen bei jedem Seitbeugen, oder 3. mit freier rhythmischer Beugearbeit erst nach der einen und dann nach Befehl nach der anderen Seite.

**8. Aus dem Ausfall seitwärts: Seitbeugen.**

Es kann mit Scheitel- oder S-halte und in denselben drei Formen wie Übung 6 ausgeführt werden. Das Beugen geschieht immer über dem gestreckten Knie, das gebeugte Knie federt rhythmisch im Takte mit den Beugungen.

**9. Aus dem Kniestand mit Seitstellen eines Beines: Seitbeugen mit Scheitel- oder S-halte.**

Befehle: In den Kniestand — ab! Das linke Bein seitwärts — stellt! nach links — beugt! mit Wechseln der Beine nach rechts — beugt!

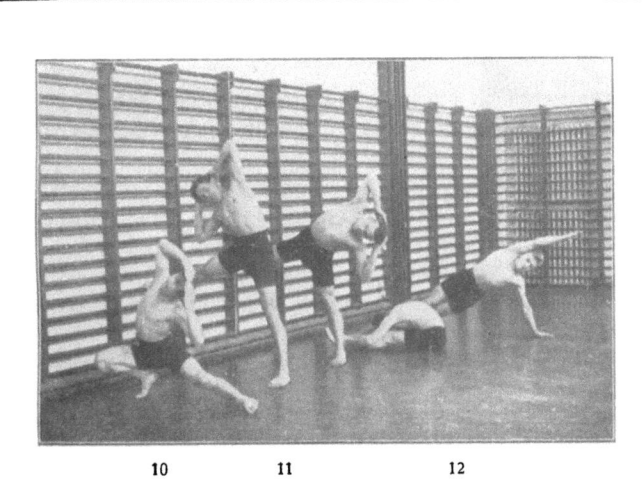

10      11      12

Das Beugen geschieht immer über dem gestreckten Knie und mit Arbeit in der Bewegung.

**10. Aus der Grätschstellung mit einseitigem tiefem Kniebeugen: Seitbeugen.**

Es wird mit Scheitel- oder S-halte mit freier Arbeit beim Beugen über dem gestreckten Knie ausgeführt.

**11. Aus dem Querstand an der Sprossenwand mit Fußstütze: Seitbeugen.**

Die Arme können in S- oder Scheitelhalte sein. Der Fuß wird mit Seitheben des Beines zwischen Knie- und Hüfthöhe aufgestützt. Das Seitbeugen wird am besten gegen die Sprossenwand und mit Arbeit in der Bewegung ausgeführt.

**12. Aus dem Strecksitz: Heben zum Seitliegestütz.**

Es wird verbunden mit Armbewegungen, Senken zur Rückenlage und tiefem Rumpfbeugen vorwärts mit Fassen der Füße.

Befehle aus dem Strecksitz, z. B.: Zum Flankenliegestütz rechts mit Armheben — hebt! tief vorwärts — beugt! rückwärts — senkt! tief vorwärts — beugt! zum Seitliegestütz links — hebt! oder eine bestimmte Reihenfolge nach Zählen.

## VI. Die Arbeit mit Lendenbeugungen vorwärts.

Diese Arbeit ist nur geschmeidigmachend, und hat als Ziel, die Steifheit der Lendenkrümmung in den Bewegungen vorwärts über die Konvexität zu entfernen.

Die meisten Arbeitsformen benutzen des Oberkörpers Schwung abwärts dazu, um die beabsichtigte Wirkung hervorzubringen, in anderen Formen helfen der Zug der Arme oder andere passive Kräfte mit zur Lendenbeugung; in allen Fällen ist eine entspannte Lendenmuskulatur eine notwendige Bedingung für die rechte und schnelle Wirkung der Arbeit.

Die einzigen Rumpfmuskeln, die während dieser Arbeit in aktivem Dienste geübt werden, sind die Bauchmuskeln in sehr verkürztem Zustand.

Daß die Beckenhalter in allen Lendenbeugungen vorwärts kräftig gedehnt werden, gibt dieser Arbeit erhöhten Wert.

**1. Aus dem Winkelstand mit Kopfhalte: tiefes Lendenbeugen vorwärts.**

Die Arbeit wird durch tiefe, rhythmische Schwünge ausgeführt. Die Lende und alles andere muß lose sein.

**2. Schnelles kräftiges Lendenbeugen vorwärts mit Fassung oberhalb der Fußgelenke.**

Befehl: Mit Fassung oberhalb der Fußgelenke vorwärts — beugt! aufwärts — streckt! Siehe Bild 2L auf S. 31.

**3. Aus dem Strecksitz: Tiefes Lendenbeugen vorwärts mit Fassung der Füße (oder der untersten Sprosse).**

Es kann gut wechselweise mit hohem Rückenstrecken ausgeführt werden. Siehe Bild 3L auf S. 32.

**4. Aus dem Strecksitz: Lendenbeugen vorwärts mit Helfer.**

Der Helfer kann vor oder hinter dem Turner stehen und durch vorsichtigen Druck auf dessen Rücken die rhythmischen Beugungen tiefer und tiefer gestalten.

Die Arbeit kann auch im Grätschsitz vorgenommen werden.

**5. Aus der Stützkniebeuge: Kniestrecken und Lendenbeugen vorwärts.**

Die Arbeit wird rhythmisch ausgeführt. — Indem die Knie gestreckt werden, wird der vorwärts gebeugte Oberkörper gehoben,

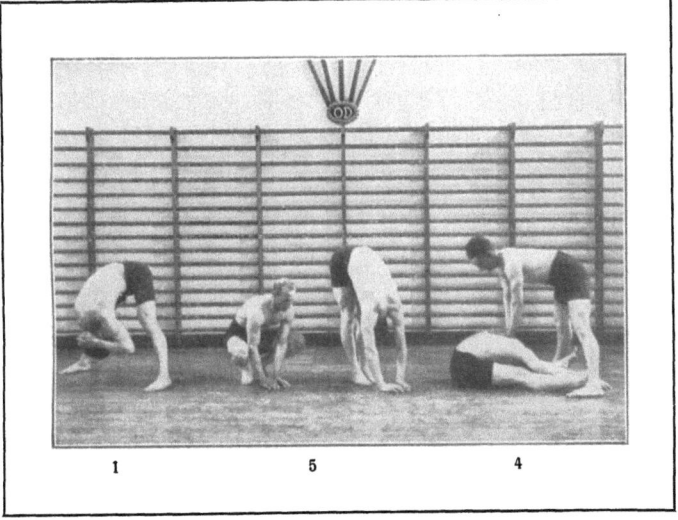

aber er schwingt doch gleich wieder ganz herunter gegen die Beine und übt dadurch ein kräftiges Beugen der Lende und Strecken der Beckenhalter aus. Die Körperschwere hilft den Bauchmuskeln beim Beugen.

Nach dem Kniestrecken und Rumpfschwingen abwärts gegen die Beine kann praktisch ein freier Armschwung zwischen Kreuz- und Flughalte eingeschoben werden oder ein Aufrichten des Rumpfes mit Armschwingen zwischen Rück- und Hochhalte.

## VII. Die Vorderseitenarbeit.

Diese hat die Aufgabe, kräftige und arbeitstüchtige Vorderseitenmuskeln zu bilden, mit einer Ruhelänge, die der guten Haltung entspricht. Es ist von großer Bedeutung für die Haltung sowohl wie für die Arbeitskraft, wohlentwickelte Muskeln um die Mitte des Körpers zu besitzen, wo die Knochen nur sparsam vorhanden sind und die Beweglichkeit am größten ist. Doch auch für den ungestörten Ablauf der inneren Funktionen ist es von größter Bedeutung, daß die Bauchmuskeln wohl ausgebildet sind.

Der hohle Rücken würde kaum bekannt sein, wenn die Muskeln der Vorderseite allgemein in Ordnung gehalten würden.

In der Grundgymnastik sollen die Bauchmuskeln vor allem in solcher Arbeit geübt werden, bei der sie unter ihrer Ruhelänge, also in verkürztem Zustand wirken. Das wird nämlich von gutem Einfluß auf die Haltung sein, indem die Bauchmuskeln kürzer und stärker werden und die kurzen und gespannten Muskeln der Lendenschweifung sich zugleich gut strecken durch diese Arbeitsformen.

## Kraftgebende Vorderseitenarbeit.

**1. Aus der Rückenlage mit seitwärts gehaltenen Armen: ein- oder beiderseitiges hohes Knieheben.**

Es kann mit Kniestrecken vor dem Beinsenken ausgeführt werden.

**2. Aus der Rückenlage mit Fußstütze: Rumpfbeugen vorwärts.**

Die Füße werden entweder an der Sprossenwand befestigt oder paarweise zusammengeflochten, und die Arme können im Ring über dem Kopf oder auf der Brust gekreuzt gehalten werden.

Befehl: Rumpfbeugen vorwärts (die Ersten zuerst) — übt!

**3. Aus der Rückenlage mit Seithalte der Arme: Rumpfbeugen vorwärts mit Strecken der Knie und Fassen der Füße.**

Die Arme können die Bewegung unterstützen, indem sie mit den Handflächen gegen den Boden drücken, während sie aus der Seithalte zum Griff um die Füße geführt werden.

Befehl aus der Ausgangslage: Mit Fassen der Füße vorwärts — beugt! rückwärts — senkt!

Oder: Langsam im Takte — beginnt!

**4. Aus der Rückenlage mit angehockten Beinen und Ringhalte der Arme über dem Kopf: Rumpfbeugen vorwärts.**

Es wird in einem lebhaften Rhythmus ausgeführt, der für eine kräftige Atmung paßt. Die Hände können beim Vorwärtsbeugen die Fassung lösen und so weit vor den Füßen wie möglich gegen den Boden schlagen.

**5. Aus der Rückenlage mit Seithalte der Arme: Rumpf- und Beinheben zum Winkel.**

Es kann mit verschiedenen Armbewegungen und Fußbeugen und -strecken verbunden werden.

— 73 —

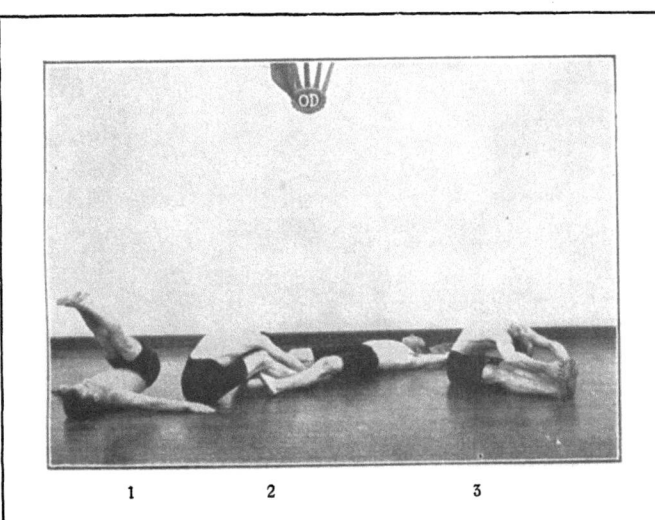

1      2      3

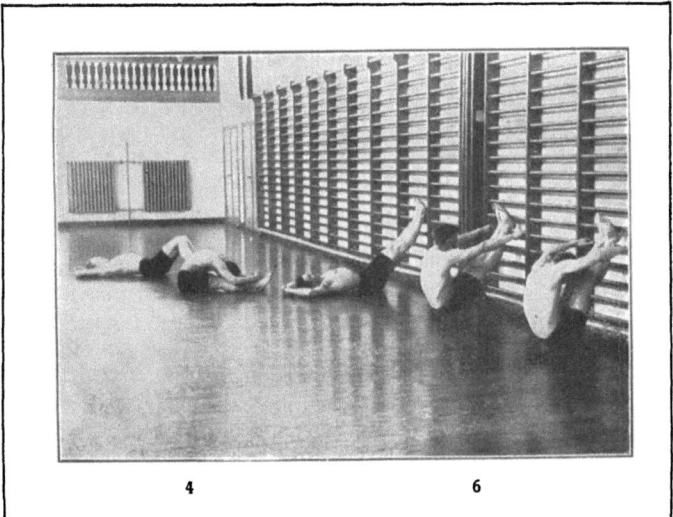

4      6

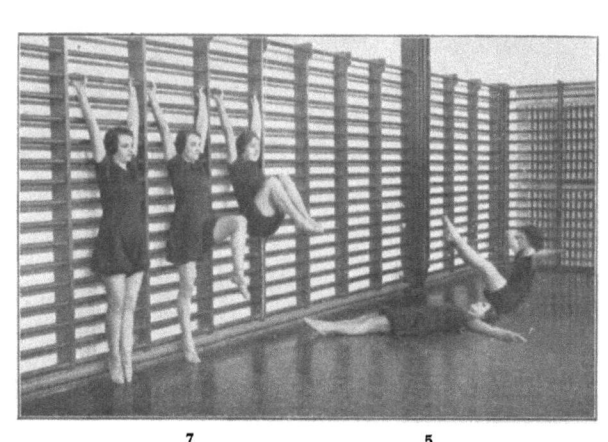

7　　　　　5

**6. Aus der Winkelrückenlage mit Fußstütze: Rumpfbeugen vorwärts mit Fassen einer Sproſſe.**

Die ſchräg gehobenen Beine liegen mit den Ferſen auf der 4., 5. oder 6. Sproſſe. Die Arme können in der Ausgangslage in einem Ring über dem Kopf oder gekreuzt über der Bruſt ruhen, und nach dem Erfaſſen der Sproſſe kann ein Armbeugen hinzugefügt werden.

**7. Aus dem Streckhangſtand: Ein- und beiderſeitiges hohes Knieheben, auch in Verbindung mit Beinſtrecken.**

Im Stande rücklings erfaßt der Übende eine Sproſſe ſo hoch wie möglich. Mit ein- und beiderſeitigem Knieheben kann gut nach Zählen gewechſelt werden.

**8. Aus dem Streckhang: hohes Knieheben mit Strecken vorwärts oder aufwärts und langſames Beinſenken.**

Vom Hang an der Sproſſenwand kann befohlen werden: Hohes Knieheben und Strecken aufwärts mit langſamem Beinſenken (in einer Taktzeit) — eins!

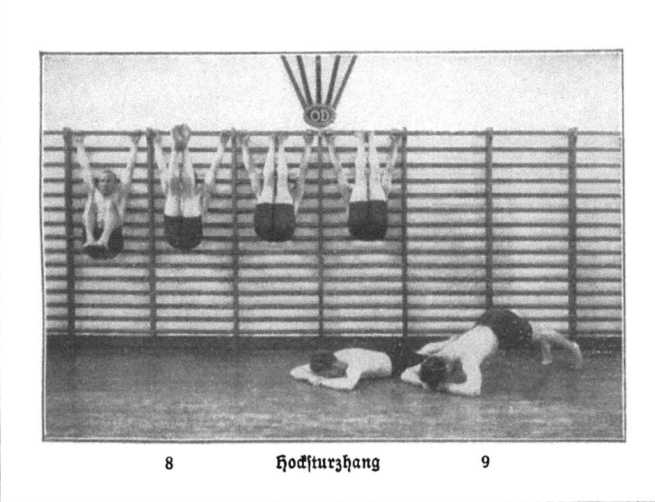

8　　　Hochsturzhang　　　9

Später können die Beine aus dem Hang zum Hüftbeugehang hinauf geschwungen werden.

**9. Aus der Bauchlage mit gegrätschten Beinen und mit Hand auf Hand: Beugen der Hüftgelenke zum Winkel.**

Die Unterarme ruhen auf dem Boden mit den Ellenbogen nach außen und den Händen unter der Stirn; die Füße stützen mit aufwärts gebeugten Zehen gegen den Boden.

Befehle: Hüften — beugt! — schlaff!

Der wichtigste Teil der Bauharbeit ist ohne Zweifel der, bei dem die Bauchmuskeln unter ihrer Normallänge arbeiten; es kann aber zuletzt in der Grundgymnastik auch guter Grund vorhanden sein, mit tiefen Beugungen rückwärts in Rücken und Lende zu arbeiten, teils um die Bauchmuskeln auch im verlängerten Zustand zu trainieren, aber doch besonders, um die Turner damit vertraut zu machen, daß sie nun ohne Sorge und Furcht, einen hohlen Rücken zu bekommen, ihre ganze Bewegungsfähigkeit rückwärts aufüben und benutzen können, und daß sie das Bertinische Band gründlichst und im übrigen alles strecken, was vorn über dem Hüftgelenk liegt und der Dehnung und Freimachung bedarf.

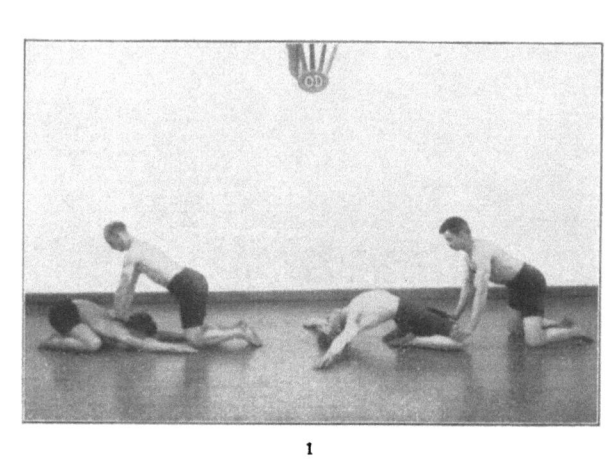

1

**1. Aus dem Kniesitz: Rumpfbeugen rückwärts mit Unterstützung.**
Es wird am besten zu Paaren ausgeführt mit ruhigem Wechsel zwischen dem Rückwärtsbeugen und dem Stützen mit beiden Händen an den Knien des Kameraden. Die Arme können beim Beugen in Hüfthalte oder über die Brust gekreuzt sein; sie können auch seitwärts geführt und mit den Handflächen gegen den Boden gestützt werden.

Aus dem Ausgangssitz kann befohlen werden: Mit Stützen der Knie rückwärts — beugt! Heben und entgegengesetzt — beugt!

Nach jedem Stützen kann praktisch ein Rumpfsenken lang vorwärts mit Hochhalte der Arme und Stützen der Hände auf den Boden eingeschoben werden; dadurch wird die Lende gut gebeugt und die Brustmuskeln werden gehörig gestreckt, namentlich, wenn der Partner die Schulterpartie einige Male gelinde abwärts drückt.

Bei dieser Form lautet der Befehl: Wechselweises Rückwärtsbeugen und Vorwärtssenken, die Ersten zuerst — beugt! die zweiten — senkt! usw.

**2. Aus dem Kniesitz: Rumpfbeugen rückwärts.** Es wird am leichtesten mit Armheben seitwärts ausgeführt, wobei die Handflächen über den Boden gleiten, da dies eine Hilfe ist, sowohl für die

Muskelarbeit wie zur Erhaltung des Gleichgewichts. Wie in der vorigen Übung kann auch hier praktisch ein Rumpffenken vorwärts eingefügt werden, und die Arme können dann außen herum in einem Bogen am Boden entlang von der Seit= zur Hochhalte gleiten.

**3. Aus dem Kniestand: Rumpfbeugen rückwärts.**
Wie Übung 2.

## VIII. Die Rückenarbeit.

Diese Arbeit hat zwei wichtige Aufgaben zu lösen; denn zwei der allerwesentlichsten Haltungsfehler sind im Brustteil des Rückens vorhanden. Erstens ist die Rückwärtskrümmung der Wirbelsäule zu steif und oft zu groß, und demzufolge bleiben die Muskeln über einer zu steifen Krümmung unentwickelt und über einer zu großen zu lang in der Ruhehaltung. Die erste Aufgabe ist somit, die Wirbelsäule geschmeidig zu machen und die zweite, der Muskulatur Kraft und Arbeitsfähigkeit zu geben.

### Geschmeidigmachende Rückenarbeit.

**1. Aus dem Grätschwinkelstand mit Unterstützung: Rückenstrecken mit Helfer.**

Es kann mit Hochhalte der etwas über Hüfthöhe an der Sproffenwand stützenden Arme ausgeführt werden. Der Helfer steht mit dem Rücken gegen das Gerät zwischen den Armen des Turners und drückt mit seinen Händen rhythmisch und leicht auf dessen Schulterpartie.

**2. Aus der Rückenlage mit Griff um eine Sprosse: Brustheben mit Helfer.**

Es kann mit Griff an der 3., 4. oder 5. Sprosse von unten ausgeführt und es kann von der Ausgangslage befohlen werden: Brustheben — eins! — stützt! Beim Befehl „eins!" hebt der Turner die Brust= und Schulterpartie so hoch wie möglich; die Arme werden gestreckt gehalten. Die Übung kann auch aus dem Liegen mit angehockten Beinen ausgeführt werden.

Der Helfer steht in Grätschstellung und hält mit seinen Fersen die Hüften des Turners, damit sie sich nicht mit vom Boden heben;

— 78 —

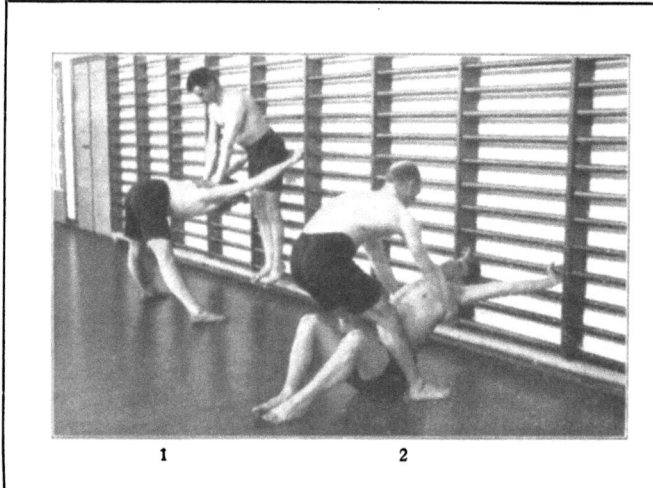

1  2

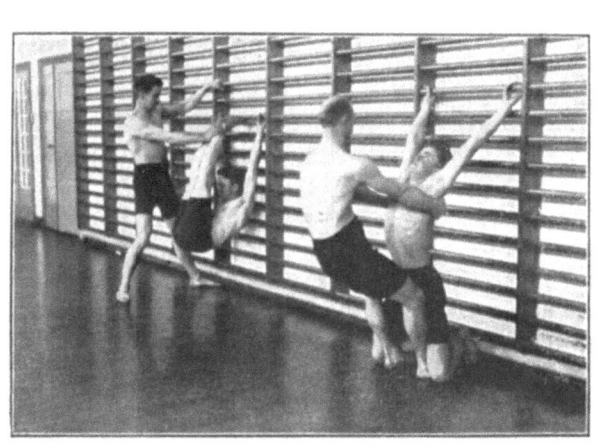

3 mit folgender Ausgleichsarbeit

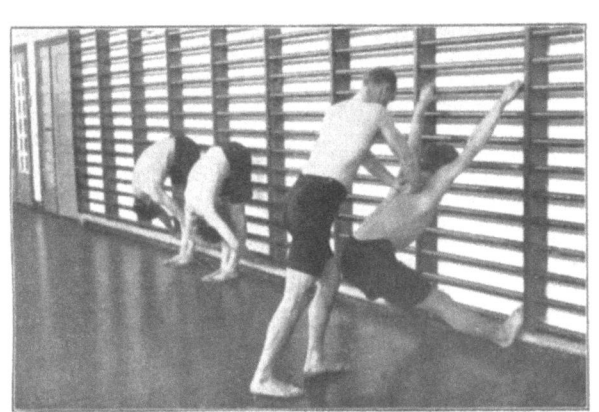
4 mit folgender Ausgleichsarbeit

beim Befehl „stützt!" greift er von außen und unten um die Schulterpartie des Turners und arbeitet mit gleichmäßigen rhythmischen Hebungen und Senkungen, wobei der Übende gänzlich schlaff und passiv bleibt.

**3. Aus dem Kniesitz mit Griff am Gerät: Rückenstreckung mit Helfer.**
Sie wird mit Hochhalte der Arme und Griff an einer Sprosse ausgeführt, und es kann befohlen werden: Rückenstrecken — eins! — stützt! Beim Befehl „eins!" wird der Rumpf mit Streckung der Hüftgelenke vorwärts-aufwärts gehoben mit möglichst kräftigem Rückwärtsbeugen hoch im Rücken; die Arme werden gestreckt gehalten und die Knie gegen den Boden. Beim Befehl „stützt" stellt sich der Helfer zwischen die Knie des Turners, die er mit seinen Füßen von innen her stützt, die Knie hält er leicht gebeugt um die Hüften des Turners und greift mit den Händen unterhalb der Arme um die Schulterpartie. In dieser Stellung arbeitet der Helfer mit ruhigen rhythmischen Zügen und spannt Brust- und Schulterpartie immer weiter und weiter vorwärts, während der Übende sich ganz schlaff und passiv hält. Es ist natürlich, im Hocksturzhang Strecken der Beckenhalter als Ausgleichsarbeit zu benutzen.

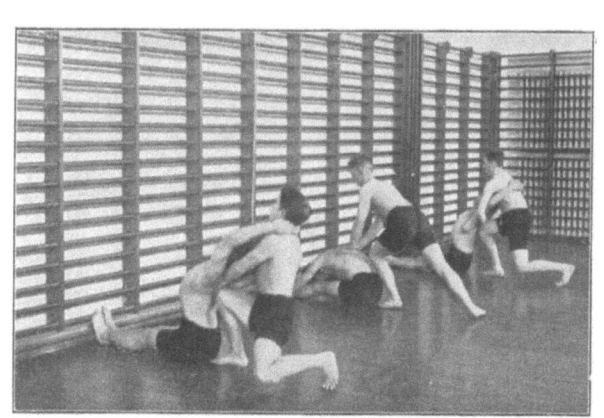

5 in beiden Formen mit folgender Ausgleichsarbeit

**4. Aus dem Grätschwinkelhangstand vorlings: Rückenstrecken mit Helfer.**

Die Arbeit kann aus der Grätschstellung auf der untersten Sprosse, mit Griff der Hände in Brusthöhe und mit stark gebeugten Hüftgelenken vorgenommen werden. Der Helfer steht hinter dem Turner und drückt mit gemäßigter Kraft mit den Händen dessen Schulterpartie nieder.

**5. Aus dem Strecksitz mit Fußstütze: Rückenstrecken mit Helfer.**

Die Füße werden gegen die unterste Sprosse oder paarweise gegeneinander gestützt, die Hände bei Hochhalte der Arme um den Nacken des Helfers gefaltet.

Der Helfer stellt sich im Ausfall vorwärts mit den Händen vorn auf seinem Knie und gegen den Rücken des Turners so hin, daß der Druck möglichst wenig belästigt. Die Arbeit geht in der Weise vor sich, daß der Helfer mit seinem Knie vorwärts drückt gegen den Rücken, während er den Nacken und damit die Arme des Übenden stark zurückführt.

Die Arbeit kann auch in der Weise vorgenommen werden, daß der Turner seine Arme unter die Achselhöhlen des Helfers führt

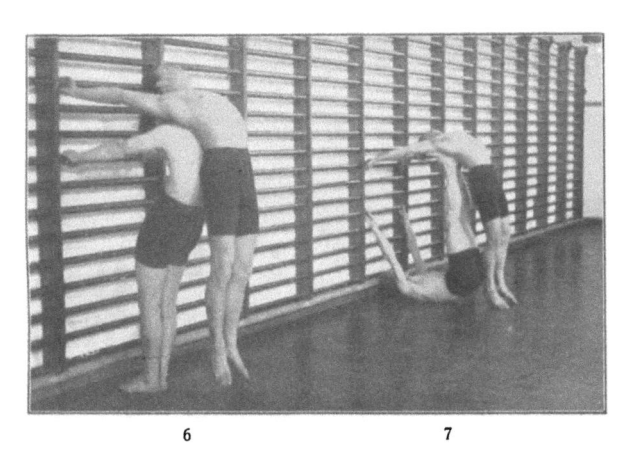

6      7

und seine Hände auf dessen Rücken faltet. Der Helfer stützt und arbeitet wie vorher.

**6. Aus dem Winkelhangstand rücklings: Rückenstrecken mit Schulterstütze.**

Der Turner erfaßt am besten im Stande rücklings eine Sprosse in Kopfhöhe oder die nächsthöhere und schwingt dann die Füße vor zum Winkelhangstand.

Auf den Befehl: Spannbeuge — eins! schwingt er sich, so gut wie er es kann, in eine aktive Spannbeuge, und bei „stützt" geht der Helfer hinter den Übenden und stützt mit seinen Schultern gegen die Schulterpartie des Turners, den er allmählich vom Boden hebt und ihn ein wenig in einem passenden Rhythmus auf- und niederschwingt.

Der Helfer kann, wenn es nötig ist, auf einer der untersten Sprossen stehen.

**7. Rückenstrecken mit Fußstütze.**

Der Helfer liegt auf dem Rücken, ergreift eine der unteren Sprossen und beugt die Knie an die Brust. Der Übende nimmt über ihm eine spannbeugende Stellung ein.

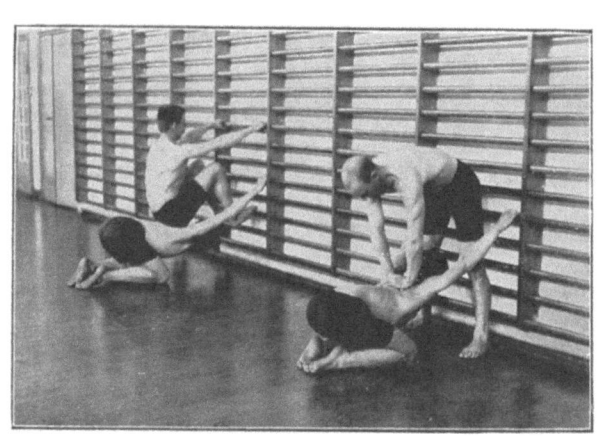

8 in zwei Formen

Der Helfer setzt nun seine Füße gegen den Rücken des Übenden, und bei dem Befehl: streckt! streckt er seine Knie ruhig und hebt den Übenden hinauf zu einer hängenden und kräftig streckenden Haltung, deren Wirkung durch rhythmisch schwingende Bewegungen erhöht werden kann.

**8. Aus dem Kniewinkelsitz** (d. i. Kniesitz mit Vorsenkhalte des Rumpfes) **mit Handstütze: Rückenstrecken mit Helfer.**

Es kann wie Nr. 1 ausgeführt werden, nur daß die Hände tiefer unten etwas über Kniehöhe an der Sprossenwand stützen.

Bei beiden Arbeitsformen, 1 und 8, kann sich der Helfer auf die Schulterpartie des Turners setzen und mit Anhocken der Beine und Vorhalte der Arme, Füße und Hände gegen die Sprossenwand stützen. Die Arbeit wird ausgeführt, indem der Helfer leichte, wiegende Hebungen und Senkungen in diesem Reitsitz vornimmt.

**9. Aus dem Hocksitz mit grifffesten Händen: Rückenstrecken mit Helfer.**

Die Hände erfassen in Hochhalte eine Sprosse, und das Gesäß muß unten dicht gegen die Sprossen gehalten werden.

Der Helfer stützt entweder, indem seine Füße zwischen den Beinen des Turners angebracht sind mit nach außen gebeugten

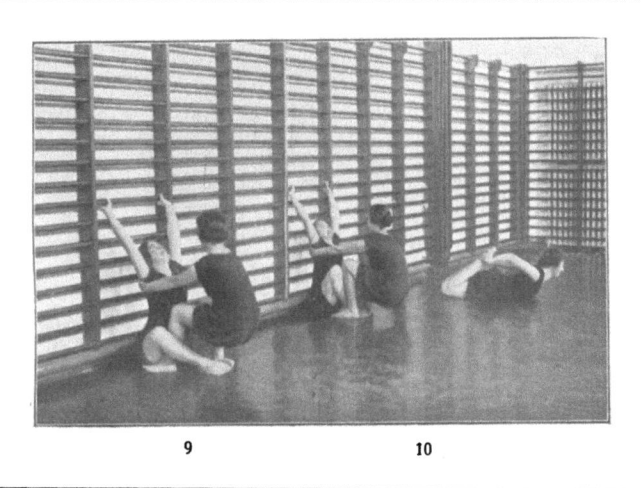

9    10

Knien, oder indem seine Füße an der Außenseite der Füße des Turners sind und die Knie von innen stützen.

In beiden Fällen gilt es, den Turner unten fest gegen die Sprossenwand zu halten, während die Hände unterhalb der Arme um die Schulterpartie greifen und diese mit ruhigen Zügen von der Sprossenwand abziehen. Befehl für Nr. 8 und 9, nachdem die Ausgangshaltung eingenommen ist: Arbeit!

**10. Aus dem Bogenliegen vorlings mit Falten der Hände um die Füße: Rückenstrecken.**

Im Liegen vorlings werden Kopf, Brust und Unterschenkel gehoben und die Arme rückwärts geführt, daß man die Hände um die Füße falten kann. Das Rückenstrecken erfolgt durch Armbeugen.

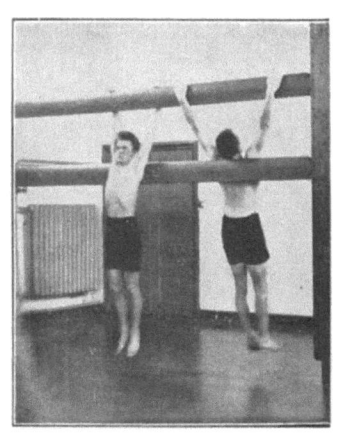

11

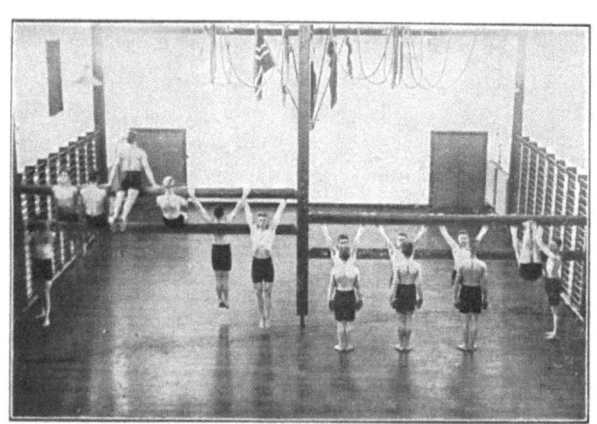

11 in zwei Formen mit Einnahme des Ausgangshanges

Befehl: Arme — beugt! — schlaff!

**11. Aus dem Hang am doppelten Querbalken: Rückenstrecken.**

Es wird mit Ristgriff am oberen Querbalken, der etwas über Reichhöhe befestigt ist und mit Stütze der Schulterpartie gegen den unteren ausgeführt. Der Turner muß bei dieser Arbeit die Schwünge selbst vornehmen, die durch den Druck des unteren Balkens und unter dem Zug der Schwere streckend auf die Schulterpartie und den Rücken wirken. Die Arbeit kann auch im Winkelhang mit einem Helfer, der die Füße des Turners wie die Arme einer Schiebkarre trägt und die schwingende Bewegung vornimmt, ausgeführt werden.

Befehl nach Einnahme der Ausgangshaltung: Arbeit!

## Kraftgebende Rückenarbeit.

**1. Aus dem Rumpfbeugen vorwärts in der Grätschstellung mit Kopfhalte: Rückenstrecken zum Winkelstand.**

In der Ausgangsstellung sollen der Rücken schlaff und die Ellenbogen gesenkt sein; beim Rückenstrecken dagegen werden Ellenbogen und Schultern so weit wie möglich zurückgeführt. Sowohl die

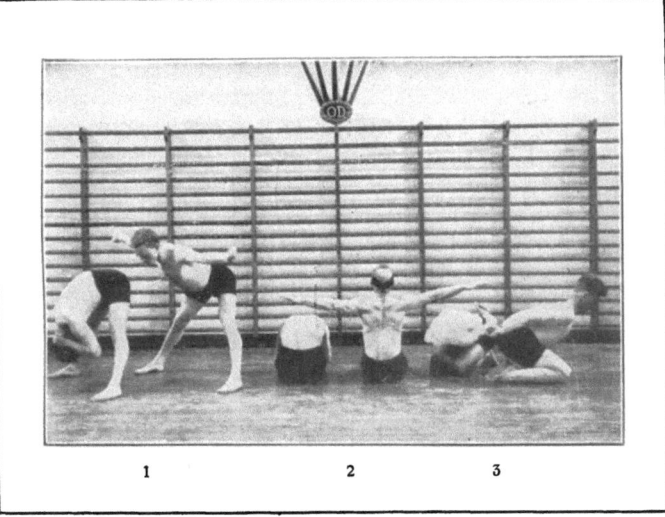

1          2          3

längs- wie die querverlaufenden Haltungsmuskeln des Rückens werden durch diese Arbeit gekräftigt, wenn die Bewegungen oft wiederholt werden.

Der Befehl kann lauten: streckt! — schlaff! Die Arbeit kann mit Armheben seitwärts beim Strecken und Fassen oberhalb der Fußgelenke beim Beugen verbunden werden.

**2. Aus dem Rumpfbeugen tief vorwärts im Stecksitz mit Hoch- oder Kopfhalte: Rückenstrecken.**

Es kann ebenso ausgeführt und befohlen werden wie Nr. 1, auch mit Vorwärtsaufwärts-, Seitwärtsaufwärts- oder Seitheben der Arme oder Armdrehen beim Strecken und mit Fassen der Füße beim Beugen.

Die Arbeit kann, namentlich von Kindern, auch aus dem Hock- oder Kreuzsitz vorgenommen werden.

Der Befehl für die Rumpfarbeit in den verschiedenen Sitzarten kann auch lauten: Tiefes Rumpfbeugen vorwärts im Wechsel mit Rückenstrecken — beginnt!

**3. Aus dem Rumpfbeugen vorwärts im Kniesitz: Rückenstrecken.**

Es kann als ruhiges Strecken im oberen Teile des Rückens ausgeführt werden mit folgender Erschlaffung, wobei die Stirn dicht an den Knien den Boden berührt. Beim Rückenstrecken muß der Hals lang und vorn gestreckt sein, und die Schultern müssen gut zurückgezogen werden. Die Arbeit kann mit den Händen auf dem Rücken oder mit Seithalte ausgeführt werden, und die Arme müssen dann beim Rückenstrecken kräftig zurückgeführt werden; es können auch Armschlagen und Armführungen zugefügt werden.

In diesen drei Arbeitsformen ist der Rücken in der Ausgangsstellung schlaff, sowohl in der längs-, wie querverlaufenden Muskulatur, und das ist vorteilhaft; denn beides, der Muskelsinn und die Innervationsfähigkeit für die Streckung und Rückwärtsbeugung des Rückens sind bei Anfängern sehr mangelhaft entwickelt und bilden sich am schnellsten und besten, wenn der Innervation eine große Bewegung folgt, so daß der Turner sie deutlich empfindet.

Die Lende soll am liebsten auch beim Strecken im oberen Teil des Rückens ihre Rundung rückwärts bewahren.

**4. Aus dem Stand: Hohes Rückbeugen und tiefes Lendenbeugen mit Fassung oberhalb der Füße.**

Diese Arbeitsform hat erst Wert, wenn im Brustteil des Rückens Geschmeidigkeit und Arbeitsfähigkeit recht gut ausgebildet sind.

Das hohe Rückbeugen kann mit Armdrehen oder in Verbindung mit Armheben und verschiedenem Armführen vorgenommen werden.

Befehl: Hoch rückwärts — beugt! — schlaff!

Nach jedem Rückbeugen kann ein Beugen vorwärts mit Fassen oberhalb der Fußgelenke erfolgen, und die Arbeit kann dann im Takte ausgeführt werden nach dem Befehl: Hohes Rückbeugen im Wechsel mit Vorwärtsbeugen — übt!

**5. Aus der Bauchlage: hohes Rumpfbeugen rückwärts.**

Nur der oberste Teil der Brust darf vom Boden gehoben werden. Der Hals soll beim Rückwärtsbeugen lang und gestreckt sein, die Arme können auf dem Rücken verschränkt oder an den Seiten des Körpers auf den Boden gestützt werden, oder sie können die Hüft-, Kopf-, Seit- oder Hochhalte einnehmen. Ein Kniebeugen zusammen mit dem Rückbeugen macht die Arbeit nicht geringer.

**6. Aus der Rückenlage: Brustheben.**

Es wird mit Seithalte der Arme und langem Hals ausgeführt. Das Brustheben geschieht durch ruhigen Druck der Hände und des Hinterkopfes gegen den Boden.

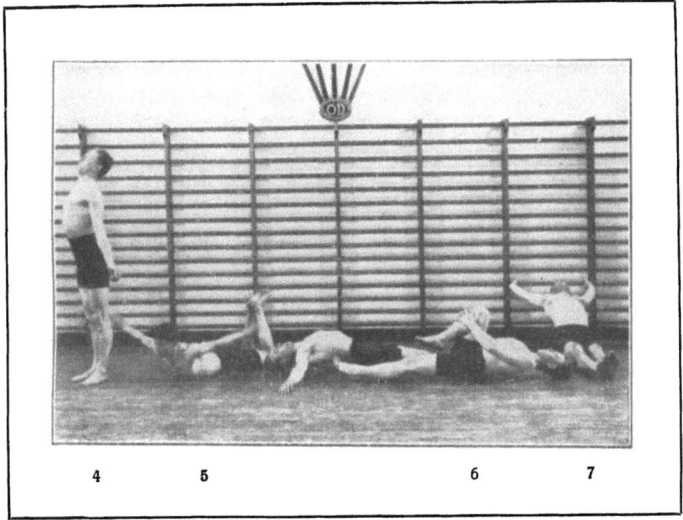

4 5 6 7

Die Arbeit kann mit einseitigem Knieheben und mit Falten der Hände um das Schienbein, oder mit leichtem Arm= und Fersenheben ausgeführt werden und kann wechseln mit einseitigem Knieheben und Kopfheben vorwärts.

**7. Aus der Rückenlage mit Griff um eine Sprosse: Brustheben.**

Die Hände greifen bei Hochhalte der Arme um eine der untersten Sprossen, und die Brust wird so hoch wie möglich gehoben. Der Kopf, der in dieser Form mit gehoben wird, muß seine richtige Haltung im Bogen des Rumpfes und der Arme einnehmen.

Befehl: Die Brust — hebt! — schlaff!

**8. Aus dem Winkelhangstand: Spannbeuge mit Helfer.**

Der Helfer legt seine eine Hand unter die Schulterpartie und seinen anderen Arm quer vor den Leib des Turners und versucht ihn durch kräftige aber ruhige Hilfeleistung in eine gute Spannbeuge zu bringen. Dann läßt er den Turner los, so daß er nun, kraft seiner eigenen längs= und querverlaufenden Haltungsmuskeln am Rücken, den gespannten Bogen tragen muß.

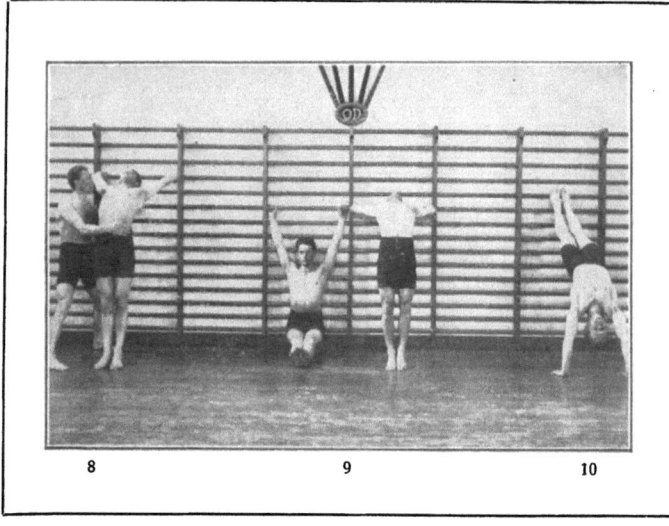

8   9   10

**9. Aus dem Winkelhangstand: Spannbeuge.**

Es kann befohlen werden: Mit Armheben vorwärts-aufwärts die Knie tief — beugt! Die Sprosse — faßt! in den Winkelhangstand — ab! Spannbeugen — eins! — zwei!

Es ist vorteilhaft, während der ersten Zeit, in der aktive Spannbeugen geübt werden, den Schüler selbst die Sprossenhöhe für den Griff der Hände bestimmen zu lassen, später kann eine bestimmte Höhe angegeben werden.

Die höchsten Formen sind im allgemeinen schwerer mit guter Wirkung auszuführen als die Mittelformen. Die Höhe, die die Hände bei Hochhalte der Arme in der tiefen Kniebeuge haben, wird für die meisten Turner beim Beginn der Übungen die passende sein.

**10. Aus dem Handstand: Spannbeuge.**

Sie kann mit großem Abstand der Hände von der Sprossenwand ausgeführt werden. Knie, Hüftgelenke und Kreuz müssen gut gestreckt werden. Auf den Befehl: Spannbeugen — eins! werden Brust- und Schulterpartie gestreckt, auf — zwei! erschlafft.

## IX. Gang und Lauf.

Wenn man in der Grundgymnastik Gehen oder Laufen übt, so geschieht es nicht, um Kraft oder Geschmeidigkeit auszubilden, sondern im wesentlichen der Geschicklichkeit wegen und um während der Gangarten eine gute Haltung zu erzielen, die dann beim freien Gehen und Laufen bewahrt bleiben soll. Der freie Gang wird zu jeder Zeit ein untrüglicher Ausdruck vorhandener Körperkultur sein.

Bereits beim Beginn der Arbeit können alle gehen und laufen, aber viele machen es wenig schön, und der Grund ist teils ihre unharmonische Ausbildung, teils ihre verkehrte Gewöhnung.

Beides kann durch Ausnutzung des übrigen Übungsstoffes beseitigt werden; aber auch durch besondere Gehübungen kann etwas ausgerichtet werden, namentlich gegen die Gewohnheitsfehler und was die Freiheit der Muskulatur und die Einstellungsfähigkeit betrifft.

### 1. Fester Gang.

Befehl: Fester Gang — marsch!

Diese Gangart fordert, daß die Schüler mit Knieheben zum rechten Winkel, mit festem Fußschlag, wobei die Knie ganz gestreckt sind und mit großen gestreckten Armschwüngen in langsamem Takt gehen sollen. Die großen, ruhigen Bewegungen, bei denen Abweichungen von dem Regelrechten leicht zu sehen und zu entfernen sind, werden eine gute Grundlage für die Arbeit bilden, um Gewohnheiten und all das Gespannte und Linkische auszuroden.

Kopfsenken vorwärts und hohes senkrechtes Strecken des Halses und Rückens kann bei dieser oder ähnlichen Gangarten auf Befehl ausgeführt werden, ebenso Schulterheben und -senken. Man kann die Schüler anleiten, ungezwungen und frei mit Schulterpartie und Armen zu gehen, und nach und nach kann man einen einfachen Übergang zum freien Gang versuchen. Dann wird das Gleichartige, als ansprechend empfunden, in den freien Gang überführt werden können, der doch erst schön sein wird, wenn der ganze Körperzustand seine harmonische Ausbildung erreicht hat.

### 2. Freier Gang.

Bei Anleitung im freien Gang gilt es, mit allen Mitteln das Frische, Kühne, Vorwärtsstrebende in Haltung und Bewegung zu fördern. Es kann Anleitung zur guten Einstellung des Oberkörpers,

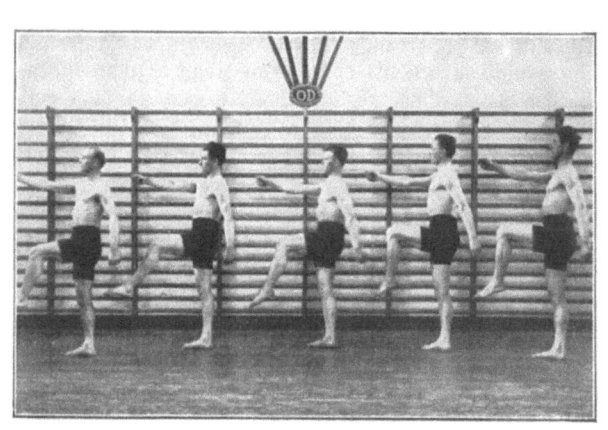

1 fester Gang

der Schulterpartie und des Halses gegeben werden, aber die Freiheit soll doch das Wesentliche sein.

Den natürlichen Gang einer Abteilung gleichmäßig und ansprechend zu gestalten, ist das Ziel der Gangübungen, und das ist nicht erreicht, ehe nicht auch der alltägliche Gang der Schüler außerhalb der Turnhalle das Gepräge der Schönheit und Freiheit zeigt. Darum muß es auch der gewöhnliche Gang des praktischen Lebens sein, den man in der turnerischen Erziehung zu verbessern strebt. Leichtere und feinere Gangarten können angewendet werden, wenn sie diesem Zwecke dienen, sie dürfen aber nicht als gewöhnlicher Gang bezeichnet werden. Was man vor wenigen Jahren in der Turnhalle gewöhnlichen Gang nannte, war die nachfolgende Gangart:

### 3. Leichter Gang.

Hier gilt es, besonderes Gewicht auf die Leichtigkeit zu legen; die Fußgelenke zu strecken, und die Zehen zuerst und so leicht wie möglich auf den Boden zu setzen. Es kann auch unter dieser ruhigen und stilvollen Gangart anleitend auf die Streckung des Rumpfes und Halses und das Schwingen der Arme eingewirkt werden.

**4. Zehengang.**

Bei dieser Gangart muß sich die Aufmerksamkeit auf das kräftige Ausstrecken des ganzen Körpers von den Zehenspitzen bis zum Scheitel richten. Die Schultern sollen gesenkt und die Armschwünge und Schritte klein sein. Während der Bewegung kann man sich ruhig zum Rückwärtsgehen drehen.

**5. Gang seitwärts.**

Er soll so hoch auf den Zehen wie möglich und mit gestreckten Knien ausgeführt werden, teils um die Wadenmuskeln zu kräftigen und die Turner zu lehren, diese wirkungsvoll beim Gang zu gebrauchen und teils, um die Fähigkeit auszubilden, den Körper während der Bewegung strecken und beherrschen zu können; hier ist die Unterstützungsfläche vermindert und die Erhaltung des Gleichgewichts schwieriger als beim freien Gang.

**6. Schrittwechselgang.**

Wird diese Gangart langsam und werden die Schritte hoch auf den Zehen ausgeführt, so verleiht sie eine gute Sicherheit im Gebrauch der Beine.

**7. Wiegegang.** Der eine Fuß wird schräg vorwärts gestellt, der andere in einem Bogen davor mit gleichzeitigem Fersenheben. Darauf werden beide Fersen gesenkt. Der vordere Fuß darf nicht gedreht werden. Schrittwechsel- und Wiegegang können gut miteinander verbunden und auch im Lauf ausgeführt werden, auch paarweise, mit Zweihandsfassung über dem Kopf. Dabei werden die Hände kreuzweis gefaßt und die rechten oder linken über den Kopf gehoben, die andern bleiben vor dem Körper. Siehe Bild 3 auf S. 48 in „Kommt zum Tanz".[1]

**8. Streckgang.**

Er kann nach Zählen und im Takte geübt werden. In der ersten Taktzeit wird das eine Bein vorwärts geschwungen mit kräftigem Ausstrecken des Knies und Ristes und mit Bewegung der Zehen nahe über den Boden hin, während das Körpergewicht auf dem anderen Fuße ruht.

In der zweiten Taktzeit wird der Fuß niedergestellt und die Ferse des hinteren Fußes gehoben.

Streckgang kann auch auf weniger anstrengende Weise als Zehen-

---

[1] Von Anna Sievers u. Karl Wahlstedt, Verlag B. G. Teubner, Leipzig.

ſtützgang mit Aufzehen in verſchiedenen Richtungen bei jedem Schritt geübt werden. Der Wert liegt in der Streckung der Gelenke und in der Überwindung der Formſchwierigkeiten.

**9. Spreizgang (auch mit Fußwippen).**

Er wird am beſten in Stirnreihen längs oder quer im Saale ausgeführt, ſo daß die Turner ſich gegenſeitig an den Schultern ſtützen können. Das vordere Bein ſchwingt bei jedem Schritt mit geſtrecktem Knie und Riſt ſo hoch hinauf wie möglich. Der Rücken und das hintere Bein werden geſtreckt gehalten und auf dem hinteren Fuß kann Fußwippen ausgeführt werden. Der Wert liegt hier in der Dehnung der Beckenhalter und in der Überwindung der Formſchwierigkeiten.

**10. Haltmachen und Drehungen beim Gang.**

Drehungen können ausgeführt werden beim erſten Schritt, beim Haltmachen, während des Ganges und beim Übergang in eine andere Gangart. Sie können auf verſchiedene Weiſe geübt und befohlen werden.

Es iſt von praktiſcher Bedeutung für die Bewegungen einer Abteilung in der Turnhalle, daß dieſe kleinen Dinge eingeübt ſind, und ſie haben Wert als Geſchicklichkeitsübungen für die Schüler, bis ſie erlernt ſind.

**11. Lauf.**

Der Lauf wird auch im Wechſel mit gewöhnlichem Gang und mit Drehungen im Lauftakte geübt.

In der Turnhalle muß der Lauf ſo gut wie möglich berichtigt und Anleitung gegeben werden in bezug auf Freiheit, Form und Fahrt beim Laufen.

Die Arme ſollen leicht gebeugt gehalten werden und regelmäßig vor- und zurückſchwingen in der Laufrichtung. Der Rumpf ſoll vorwärts geſenkt ſein, die Beinbewegungen groß und frei mit kräftigem Abſchnellen des hinteren Fußes. Der Lauf iſt eine ausgezeichnete Atemübung und gibt gute Erwärmung, ſo daß er einer gut ausgebildeten Abteilung als Einleitung der Stunde dienen kann.

**12. Lauf mit Schrittwechſel bei jedem dritten Schritt.**

2 Laufſchritte: links, rechts, dann einmal hüpfen links; 2 Laufſchritte: rechts, links, einmal hüpfen rechts uff.

**13. Schottiſchhüpfen.**

Dieſe beiden Formen des Laufs ſind friſch und geben Sicherheit im Gebrauch der Beine. Bei der zweiten müſſen die Armſchwünge groß und frei ſein.

## X. Sprünge und Gewandtheitsübungen.

Wenn auch die Sprünge und Gewandtheitsübungen ihre größte Anwendung in der Sportgymnastik finden, so kann die Arbeit mit diesen doch auch so zurecht gelegt werden, daß sie sich ausgezeichnet für die Grundgymnastik eignet und der Ausbildung dient.

Es ist nicht die Erzeugung von Kraft oder Geschmeidigkeit, der diese Arbeitsform dienen soll, sondern richtig angewandt, entwickelt sie die Fähigkeit, die vorhandene und neu erworbene Kraft und Geschmeidigkeit durch die Arbeit mit Sprüngen und Geschicklichkeits= übungen ausgezeichnet zu beherrschen. Daß diese große Geschick= lichkeit geben, ist natürlich, denn sie fordern diese, um zu gelingen; aber es muß mit Umsicht gearbeitet werden, damit die Werte hervorkommen.

Es gilt, mit kleinen Sprüngen zu beginnen, die einfach in der Form sind und zur gymnastischen Ausbildung der Abteilung passen.

Der Unterricht muß so vor sich gehen, daß so viele wie möglich auf einmal nach Befehl und alle am besten denselben Sprung üben.

Das ist von großer Bedeutung für die Arbeitslust und den Fortgang, und namentlich wird es ein guter Ansporn dazu sein, die Untüchtigen mitzubekommen.

Selbst wenn sich die Geräte nicht alle gleich gut für einen Sprung eignen, ist es doch vorteilhaft, mit denselben Sprüngen gleichzeitig an allen brauchbaren Geräten zu arbeiten; denn es hat eine be= sonders gute Wirkung auf die Form der Sprünge und dadurch auf die Geschicklichkeit der Turner, wenn alle sehen, daß überall derselbe Versuch gemacht wird, und des Leiters Anleitung und Vorturnen kann auf diese Weise am besten allen zugute kommen.

Wenn die Grundzüge in einem Sprung einigermaßen erlernt sind, soll der nächste folgen, so daß täglich vier bis fünf Sprünge an Geräten und ein paar Geschicklichkeitsübungen auf der Rollmatratze ausgeführt werden. Das gleiche soll Tag für Tag wiederholt werden, bis das Erste und Leichteste erlernt ist, dann wird dies weggelassen und etwas Schwereres als letzter Sprung oder letzte Geschicklichkeits= übung hinzugefügt. Wird die Regel befolgt, daß ein Sprung nie= mals ganz ausgelassen wird, bevor alle Teilnehmer der Abteilung ihn können, dann kommen die neuen Sprünge oder schwierigeren Formen nicht zu früh, sondern gerade so, daß eine gleichmäßige

Ausbildung der Geschicklichkeit der ganzen Abteilung zustande kommt. Es gilt, die Kräfte und die Geschmeidigkeit, welche die Arbeit mit den übrigen Übungsgruppen gibt, nach und nach bei den Sprüngen und Geschicklichkeitsübungen in Gebrauch zu nehmen, so daß alle Fähigkeiten zu jeder Zeit beherrscht werden.

## Sprünge.

**1. Hochsprung.**

Er kann geübt werden über die Schnur, die Bank, den niedrigen Querbalken, den Kasten, das Sattelkissen und über Pferd und Bock, auf die Seite gelegt — mit bestimmtem oder freiem Anlauf, Absprung und Niedersprung; er soll auch als Schlußsprung geübt werden.

**2. Hochsprung mit Absprung von einem Gerät.**

Er kann an denselben Geräten wie der Hochsprung, mit Ausnahme der Schnur und des Querbalkens, vorgenommen werden. Der Sprung kann als hoher Weitsprung und mit Armschwingen vorwärts-aufwärts oder seitwärts beim Niedersprung geübt werden. Auch dieser Sprung kann als Schlußsprung ausgeführt werden.

**3. Laufsprung.**

Er kann an denselben Geräten wie der Hochsprung geübt werden, mit bestimmtem oder freiem Anlauf und Absprung und mit Armschwingen seitwärts oder vorwärts (zur hohen Vorhalte mit abwärts gerichteten Handflächen).

**4. Laufsprung mit Drehung.**

Dieselben Geräte, die oben genannt wurden. Mit Absprung auf dem linken Fuß geschieht die Drehung nach links in der Luft über dem Gerät — wenn möglich als ganze Drehung, sonst wird weitergedreht beim Niedersprung auf dem rechten Fuß, und der Lauf wird ohne Unterbrechung fortgesetzt wie beim gewöhnlichen Laufsprung.

**5. Wende als Seitensprung. (Wende mit $1/4$-Drehung.)**

Sie kann über den Querbalken, den Kasten, das Pferd und den breitgestellten Bock geübt und mit stark gebeugtem Hüft- und Kniegelenk ausgeführt werden als Hochwende. Der Niedersprung geschieht mit der Front dem Gerät zugekehrt mit Stütz beider Hände auf dem Gerät. Beim Abwenden und Fortgehen vom Gerät muß eine gleich-

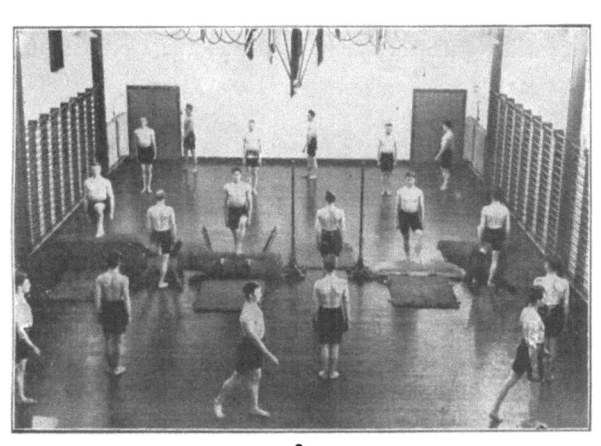

2

mäßige Weise durchgeführt werden; denn beim Springen wird durch eine bestimmt durchgeführte Ordnung keine Zeit etwas Wertvollerem entzogen. Nach dem Sprung nach links ist es am natürlichsten, eine halbe Drehung nach rechts zu fordern beim Fortgang, was beim Befehl für den Sprung des nächsten Turners geschehen kann.

### 6. Drehwende. (Wende mit ³/₄ : Drehung.)

Sie wird wie Übung 5 ausgeführt, nur mit einer weiteren halben Drehung, die zwischen der höchsten Stelle des Sprunges und dem Beginn des Niedersprunges mit kräftigem Abschnellen der Hand geschieht, nach deren Seite gesprungen wird. Beim Sprung nach links wird die Drehung nach rechts ausgeführt und der Niedersprung geschieht mit dem Rücken gegen das Gerät und ohne Stütze.

### 7. Kehre als Seitensprung.

Dieselben Geräte wie bei der Wende. Die Beine schwingen mit Beugen der Hüftgelenke, gestreckt und hoch — z. B. nach links — übers Gerät, während die linke Hand gehoben und die Drehung ausgeführt wird, so daß der Niedersprung mit der linken Seite gegen das Gerät und der linken Hand auf dem Gerät ausgeführt wird.

Beim nächstfolgenden Befehl kann eine Drehung und der Fortgang vom Gerät in der Richtung des Anlaufs vorgenommen werden, so daß der Niedersprung des nächsten Turners nicht gestört wird.

### 8. Kehre als Schrägsprung. (Fechtsprung.)

Sie kann über dieselben (von der Anlaufsrichtung schräg gestellten) Geräte mit bestimmtem oder freiem Anlauf geübt werden. Beim Sprung nach links wird auf dem rechten Fuß abgesprungen, während der linke voran übers Gerät schwingt; die linke Hand wird zuerst aufs Gerät gestützt, danach die rechte, die während des Niedersprunges, der mit geschlossenen Füßen und mit der Seite gegen das Gerät geschieht, liegen bleibt.

### 9. Drehkehre als Schrägsprung.

Sie wird wie Nr. 8 ausgeführt. Die halbe Drehung geschieht im letzten Teil des Sprunges mit kräftigem Abdrücken der letzten Hand, so daß die Drehung nach der Seite des Sprunges, also nach außen, und der Niedersprung mit dem Gesicht gegen die Anlaufsrichtung und mit der ersten Hand auf dem Gerät erfolgt.

### 10. Aufhocken zum Stand (auch mit Armschwingen im Stand) und Absprung.

Es kann am Kasten, Pferd und breitgestellten Bock geübt werden. Im Stand auf dem Gerät kann freies Armschwingen vorwärts-seitwärts vorgenommen werden, und beim dritten Schwung abwärts-seitwärts können die Knie gebeugt werden und der Niedersprung kann mit Seithalte der Arme geschehen. Der Absprung kann auch beim dritten Schwung abwärts-vorwärts ausgeführt werden, der dann fortgesetzt wird zur Hochhalte. In beiden Fällen bleiben die Arme in der Haltung, bis die Zehen beim Niedersprung die Matte berühren.

### 11. Aufhocken zum Stand mit sofortigem Absprung.

Es kann auf dem Kasten, Pferd oder Bock breit oder lang geübt werden mit verschiedenen Armschwüngen beim Niedersprung.

Wenn die Geräte lang gestellt sind, können vor dem Niedersprung zwei oder drei kleine Hüpfe auf dem Geräte ausgeführt werden.

### 12. Aufknien zum Kniesitz.

Es kann an denselben Geräten und auf dieselbe Weise wie das Aufhocken zum Stand ausgeführt werden.

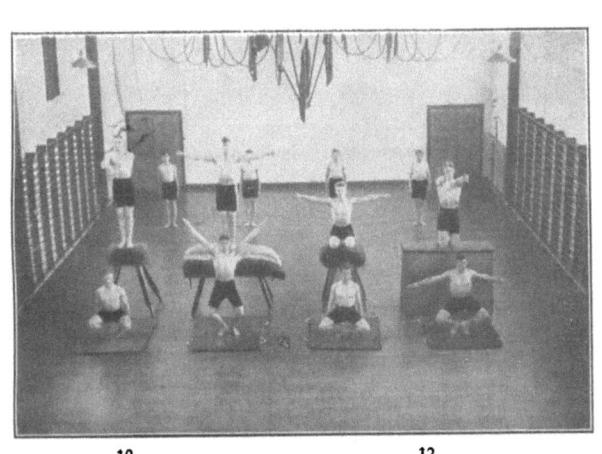

10  12

Der Absprung kann nach Befehl oder als Fortsetzung des Aufkniens geschehen, er kann aber auch mit Armschwingen wie in Nr. 10 verbunden werden. Die Mitwirkung des Rückens beim Absprung macht diese Übung wertvoll.

**13. Kehre als Hintersprung.**

Sie kann über Kasten, Pferd und Bock lang geübt werden. Beim Sprung nach links wird mit beiden Füßen etwas nach links hin abgesprungen, und beide Hände werden aufs Gerät gestützt. Die Beine schwingen in einem Bogen zuerst nach rechts hinauf unter der rechten und danach unter der linken Hand hindurch, die beim Durchschwingen der Beine gehoben werden. Der Niedersprung erfolgt mit der rechten Seite gegen das Gerät mit Aufstützen der rechten Hand.

**14. Kehre als Hintersprung mit halber Drehung vom Gerät (mit Wendeschwung).**

Sie wird über die gleichen Geräte wie die Kehre ausgeführt mit Hinzufügung einer halben Drehung, die im Sprung nach links nach der linken Seite zwischen der höchsten Haltung und dem

Niedersprung mit kräftigem Abschnellen der rechten Hand geschieht. Der Niedersprung wird dann mit dem Gesicht gegen die Anlaufsrichtung und mit Stütze der linken Hand am Gerät ausgeführt.

### 15. Grätsche.
Pferd, Kasten und Bock lang und breit.

### 16. Hocke.
Pferd, Kasten und Bock breit und lang.

### 17. Hochsprung über feste Gegenstände (in größeren Höhen).
Pferd, Kasten und Bock breit.

### 18. Hürdensprung.
Pferd, Kasten und Bock breit.

### 19. Diebssprung.
Er kann über Pferd, Kasten und Bock breit geübt werden. Er beginnt wie der Hochsprung, aber der Körper wird beim Sprunge zurückgelegt, und die Hände schnellen kräftig vom Gerät ab beim Hinüberschwingen, so daß der Sprung weiter und flacher wird.

Für alle diese Sprünge, die nach Befehl mit möglichst vielen auf einmal vorgenommen werden sollen, kann nebenstehende Aufstellung und Ordnung praktisch benutzt werden.

Dieselbe Aufstellung kann gebraucht werden, wenn nur vier oder noch weniger auf einmal springen können.

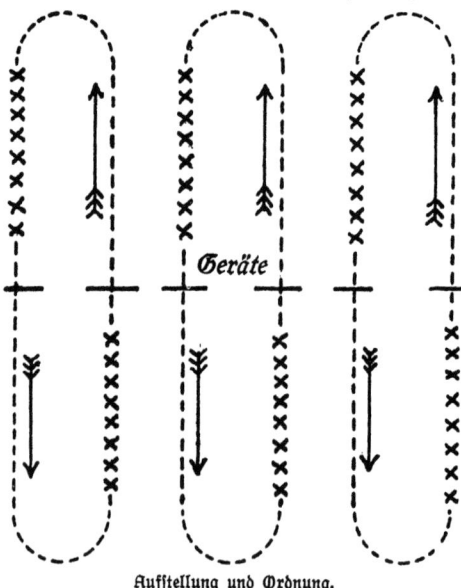

Aufstellung und Ordnung.

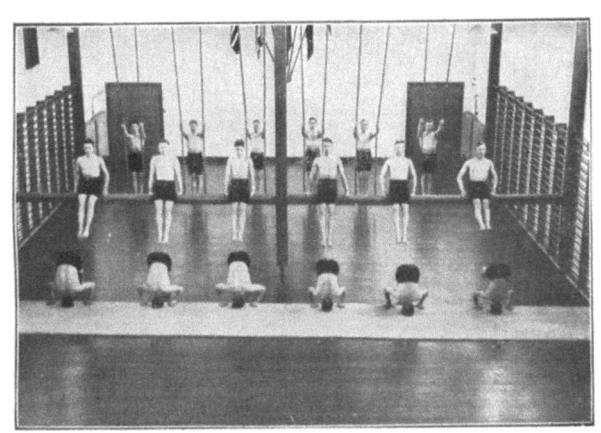

20 und 21

Wo sich 8—12 Taue finden, und wo diese im Verhältnis zu den Querbalken praktisch angebracht sind, dienen folgende Sprünge zur Entwicklung der Geschicklichkeit.

**20. Schaukelsprung zum Seitsitz auf dem Querbalken.**

Der Balken kann zwischen Hüft- und Kopfhöhe gestellt sein. Die Turner fassen jeder zwei Taue, gehen rückwärts mit denen, und beim Befehl „springt!" nehmen sie Anlauf, wobei die Hände etwas höher hinaufgleiten am Tau; bei einem Abstand von vier bis fünf Schritten vom Balken springen sie mit einem Fuß ab und schwingen die geschlossenen Beine über den Balken zum Sitz. Die Hände lassen die Taue los und erfassen den Balken mit vier Fingern nach vorn und dem Daumen nach hinten gerichtet. Wenn für die nächste Abteilung „springt!" befohlen wird, führt die erste den Niedersprung vom Balken aus mit leichtem Zurückführen und kräftigem Vorwärtsschwingen der geschlossenen Beine.

**21. Schaukelsprung zum Sitz auf dem Balken mit Kopfsprung beim Niedersprung.**

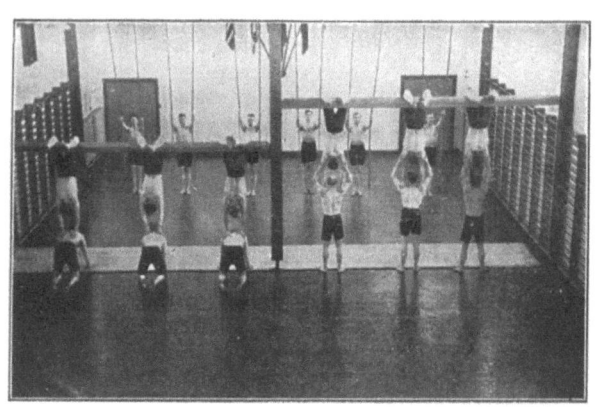

22. Schaukelsprung

Er wird ganz wie Nr. 19 ausgeführt mit Hinzufügung des Kopfsprungs, der aus der Kniebeuge des Niedersprungs beginnt. Dafür können Matten oder eine quergelegte Rollmatratze benutzt werden.

**22. Schaukelsprung zum Kniehang.**

Querbalken in Brusthöhe; der Niedersprung kann auf die Hände, mit oder ohne Matte als Unterlage, geschehen. Später, bei höherer Balkenstellung, kann die eine Abteilung der anderen im Knieliegestütz als Handstütze beim Niedersprung dienen.

**23. Schaukelsprung zum Quersitz.**

Mit Drehung zum Seitsitz Rückwärtssenken zum Wageliegen und Streckstürzhang — und weiter zum Kniehang, von wo der Niedersprung, je nach der Höhe, auf verschiedene Weise vorgenommen werden kann, wie in Nr. 21.

Der Balken kann nach und nach so hoch hinaufgelegt werden, daß der Helfer im Stand um die Oberarme des Turners greifen und mit seinen Schultern ihm zur Stütze beim Niedersprung dienen kann.

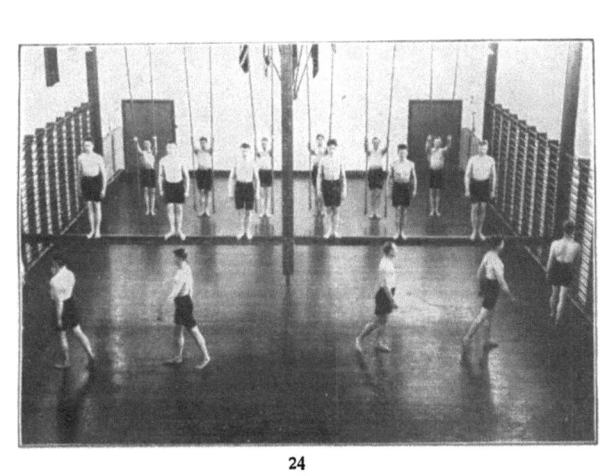

24

**24. Schaukelsprung zum Stand auf dem Balken.**

Der Balken kann zwischen Knie- und Brusthöhe mit der breiten Kante nach oben befestigt werden.

Die Stellung wird bewahrt — mit Hilfe freier Bewegungen — bis der Befehl zum Niedersprung und für die nächste Abteilung zum Aufsprung fällt.

## Gewandtheitsübungen.

**1. Rolle vorwärts.**

Sie kann aus dem Stand oder mit Anlauf ausgeführt werden. Die Beine werden beim Aufrichten gekreuzt gehalten, und die Übung kann mit einem Hupf schließen. Auf der querliegenden Rollmatratze wird geübt mit 6—8 Turnern gleichzeitig.

**2. Einübung des Handstandes.**

Es kann frei an der Sprossenwand oder einer Wand geschehen, mit Abdruck eines Beines oder beider Beine, am meisten soll es jedoch frei auf dem Boden ohne Stütze geübt, und wann und wo sich Gelegenheit bietet, in die Arbeit eingefügt werden, da es eine der allerbesten

— 102 —

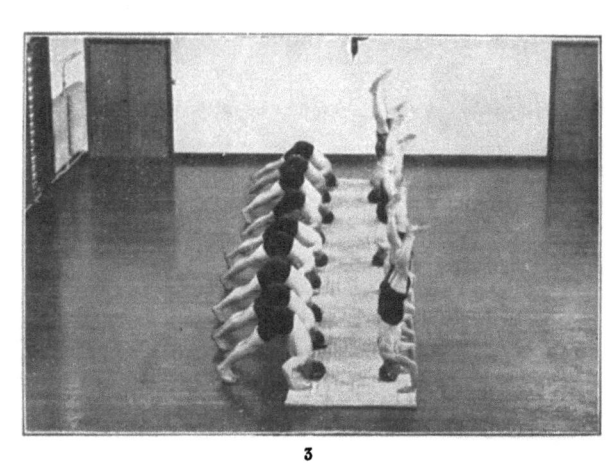

3

Arbeitsformen zur Entwicklung der allgemeinen Geschicklichkeit ist. Später wird die Stellung ohne Stütze der Füße geübt.

3. **Einübung des Kopfstandes.**

Er wird auf der Rollmatratze und Matten geübt.

Befehle: Hände und Kopf auf die Matten — stützt! Die Beine zur senkrechten Stellung — hebt! — senkt!

4. **Radschlagen.**

Es kann in der Flankenaufstellung reihenweise, mit 4—6 Mann in jeder Reihe, geübt werden. Aus der Grätschstellung mit Hochhalte der Arme kann befohlen werden: Radschlagen links — eins! — zwei! Bei „eins!" wird Seitbeugen nach rechts gemacht, bei „zwei!" das Radschlagen. Beim nächsten Befehl kommt eine neue Reihe mit, und wenn die Turner so viele Räder ausgeführt haben, als auf dem Boden Platz dazu ist, gehen sie längs der Wände auf ihren Platz zurück und beginnen von vorn mit dem Gesicht nach der entgegengesetzten Seite mit Radschlagen rechts.

5. **Rolle rückwärts.**

Sie wird zuerst ohne, später mit Handstand als Abschluß und in der ersten Zeit mit einem Helfer geübt. — Sie kann mit mehreren gleichzeitig über die Rollmatratze verquer und Matten ausgeführt werden. Beim Niedersprung kann ein Hupf mit einer halben Drehung geübt werden zum Fortgang oder als Überleitung zu einer folgenden Übung.

**6. Kleiner Katzensprung.**

Er wird über den langgestellten Kasten oder über Bock und Kasten lang hintereinandergestellt ausgeführt. Der Übende macht eine Grätsche über den Bock, der am besten etwas höher gestellt ist als der Kasten, hinauf auf den Kasten. Nach dem Aufsprung sollen die Hände zwischen den Knien sein und der Körper zusammengekauert wie bei einer Katze. Die Füße werden etwa bis zur Mitte des Kastens vorgestellt und die Hände stützen schnell, ohne daß der Körper aufgerichtet wird, auf das hinterste Ende, von wo ein Überschlag nieder auf den Boden gemacht wird.

**7. Überschlag.**

Er kann geübt werden über den niedrigen Kasten und über Pferd und Bock (die auf die Seite gelegt sind, mit den Beinen gegen die Anlaufsrichtung).

Der Helfer kann den Reitsitz auf dem Gerät einnehmen.

Der Überschlag kann auch über hohe Geräte erfolgen.

Die Sprünge sollen nach Befehl ausgeführt werden, und man muß besonders Gewicht darauf legen, daß das Abschnellen der Hände kräftig geschieht und die Schwünge regelmäßig werden.

**8. Kopfsprung (Überschlag aus dem Kopfstand).**

Er wird nach Befehl von so vielen wie möglich über die querliegende Rollmatratze und Matten geübt. Besonders beachtet werden muß, daß kräftig mit den Armen gesprungen und daß diese gestreckt durch die Hoch- und Vorhalte schwingen und daß das Schwingen der Beine mit gestreckten und geschlossenen Beinen ausgeführt wird.

**9. Kraftsprung (Überschlag mit kräftigem Abdrücken der Arme vom Boden).**

Er kann mit kurzem Anlauf und mit Absprung eines Beines geübt werden und später aus der Schrittstellung — nach Befehl und in derselben Ordnung wie der Kopfsprung.

**10. Arabersprung.**

Er wird wie Radschlagen geübt, aber mit Anlauf und mit Schließen der Füße und Drehung vor dem Niedersprung, der mit dem Gesicht gegen die Anlaufsrichtung erfolgt.

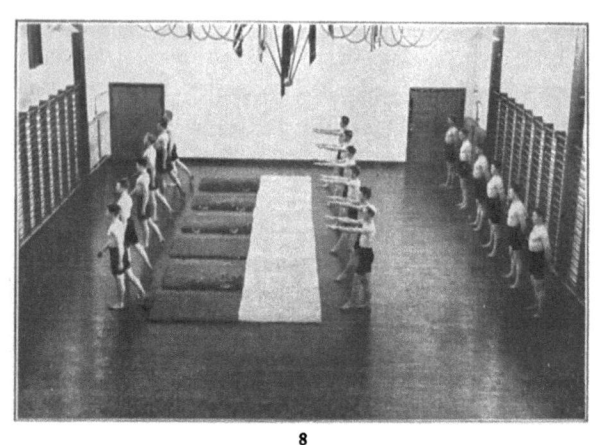

8

**11. Flugsprung (Überschlag aus dem Hechtsprung auf die Matratze).**
Er wird mit Anlauf und sonst in derselben Ordnung wie 7 und 8 vorgenommen. Es ist vorteilhaft, anfänglich die Matten doppelt oder dreifach übereinander vor die Rollmatratze zu legen; denn wenn der Vorsprung dann auf dem Boden genommen und die Hände auf die aufeinandergelegten Matten gestützt werden, dann wird der Niedersprung auf die Rollmatratze erfolgen können, und der Flugsprung wird leichter auszuführen sein als auf der flachen Matratze.

Wenn nur ein Teil der Turner Hilfe oder Aufsicht haben will, so können diese sich auf einem oder zwei Springplätzen ordnen, und einige der tüchtigsten Springer der anderen Reihen können wechseln im Aufsichtgeben.

Von zusammengesetzten Geschicklichkeitsübungen, die nach Befehl von mehreren auf einmal über die Rollmatratze verquer und dahinter gelegte Matten geübt werden können, sollen genannt werden:

**12. Kraftsprung – Kopfsprung.**
**13. Kraftsprung – Flugsprung.**
**14. Zwei Kopfsprünge.**

**15. Kopfsprung, Hupf mit halber Drehung und Rolle rückwärts mit Kehrthupf** (halbe Drehung mit Hüpfen).

**16. Handgang.**

Er ist (wie der Handstand) eine Geschicklichkeit, die geübt werden muß, wo sich nur irgend Gelegenheit findet. Wenn nicht alle zur Arbeit am Gerät kommen können oder mit dem Aufstellen der Geräte und ähnlichem zu tun haben, so können die Unbeschäftigten sich im Gehen auf den Händen üben.

## Beispiele für Arbeitspläne.

In den folgenden zwölf Arbeitsplänen ist der Arbeitsvorrat des ganzen Buches verwendet worden. Sie sind so geordnet worden, daß sie sowohl für Unterrichtsübungen bei der Ausbildung der Abteilungsleiter als auch für freiwillige Turnabteilungen außenstehender Kreise gebraucht werden können. Selbst wenn die erste Rücksicht vielleicht die überwiegende gewesen ist, so ist der letzteren hoffentlich auch Genüge geschehen.

Für alle Arbeitspläne gilt, daß zwischen die hier gegebenen mehrere andere eingeschoben werden sollen, um einen ebenmäßigen Übergang vom einen zum nächsten zu bilden. Wo die Arbeitsformen einer Art sich eignen mit den nächsten derart zu wechseln, daß es praktisch erscheint, sie ineinander greifen zu lassen, ist es zweckdienlich das zu tun, selbst wenn es in den Plänen nicht angedeutet worden ist.

In die Arbeitspläne der Kinder sollen passende Spiele und in die der Frauen und Mädchen Singspiele eingefügt werden.

## Männer I.

| Lfd. Nr. u. Gruppen- einteilung | | Der Name der Arbeit | Arbeits- zweig | wir- kung | Seite | Nr. |
|---|---|---|---|---|---|---|
| | | **A** | | | | |
| | 1 | Hüpfen mit gestreckten Knien . . . . . | O+B | W | 39 | 1 |
| a | 2 | Mit Hüfthalte hüpfen in die Grätsch- und Grundstellung . . . . . . . . | B | G | 40 | 7 |
| | 3 | Aus der Grätschstellung mit Hüfthalte einer Hand: Einseitiges Armkreisen . | A | D | 45 | 1 |
| | 4 | Hüpfen mit gestreckten Knien mit Arm- strecken seitwärts und abwärts . . . | A+B | G | 39 | 1 |
| | 5 | Aus der Grätschstellung: Armschwingen zwischen Kreuz- und Flughalte . . . | A | D | 45 | 2 |
| | 6 | Mit Hüfthalte leichtes Fersenheben und Kniebeugen . . . . . . . . . . . | B | G | 39 | 5 |
| b | 7 | Aus der Grätschstellung mit Hüfthalte einer Hand: Rumpfdrehen mit ein- seitigem Armschwung . . . . . . . | S | D | 64 | 2 |
| | 8 | Aus der Grätschstellung: Einseitiges Strecken der Beckenhalter . . . . . | B | D | 30 | 10 |
| | 9 | Aus dem Grätschwinkelliegestütz mit Hand auf Hand: Armbeugen . . . . . . | A | K | 50 | 3 |
| | 10 | Aus der Stützkniebeuge: Kniestrecken . . | B | D | 30 | 9 |
| | 11 | Armstrecken aufwärts, seitwärts, vor- wärts und abwärts . . . . . . . . | A | G | 58 | 1 |
| | 12 | Aus der Grätschstellung mit Scheitel- halte: Seitbeugen . . . . . . . . . | S | D | 68 | 7 |
| c | 13 | Aus dem Grätschwinkelstand mit Kopf- halte: Lendenbeugen u. Rückenstrecken | R | K | 84 | 1 |
| | 14 | Hüpfen mit einseitigem Knieheben und entgegengesetztem Armschwingen . . | B | G | 40 | 9 |
| | 15 | Aus der Rückenlage mit Seithalte der Arme: Kopfheben vorwärts mit Riftbeugen . | Hs | K | 62 | 2 |
| | 16 | Aus der Rückenlage mit Ringhalte der Arme: Rumpfbeugen vorwärts . . . | V | K | 72 | 4 |
| d | 17 | Handstand mit Helfer . . . . . . . . | A | K | 53 | 8 |
| | 18 | Paarweise mit Handfassung: Schnelles tiefes Kniebeugen und Strecken . . . | B | D | 28 | 1 |

| Lfd.Nr. u. Gruppen-einteilung | | Der Name der Arbeit | Arbeits- zweig | wir- tung | Seite | Nr. |
|---|---|---|---|---|---|---|
| | | **B** | | | | |
| e | 19 | Aus der Rückenlage mit Griff an der Sprosse: Brustheben mit Helfer . . . | R | D | 77 | 2 |
| | 20 | Aus der Rückenlage mit Griff an der Sprosse: Kniestrecken . . . . . . . . | B | D | 34 | 20 |
| | 21 | Aus dem Grätschwinkelstand mit Stütze: Rückenstrecken mit Helfer . . . . . | R | D | 70 | 1 |
| | 22 | Aus dem Hochliegestütz mit Hand auf Hand und gegrätschten Beinen: Armbeugen | A | K | 50 | 2 |
| f | 23 | Aus dem Grätschwinkelhangstand vor- lings: Rückenstrecken mit Helfer . . . | R | D | 80 | 4 |
| | 24 | Aus dem Grätschwinkelhangstand vor- lings: Körperheben . . . . . . . . | A | K | 54 | 9 |
| | 25 | Aus dem Rumpfbeugen vorwärts im Stande rückl.: Strecken der Beckenhalter | B | D | 34 | 19 |
| | 26 | Aus dem Hangstand rücklings: Hohes Knieheben . . . . . . . . . . . . | V | K | 74 | 7 |
| | | **C** | | | | |
| g | 27 | Freier Gang . . . . . . . . . . . | — | F | 89 | 2 |
| | 28 | Fester Gang . . . . . . . . . . . | — | H | 89 | 1 |
| | 29 | Lauf . . . . . . . . . . . . . . | — | F | 92 | 10 |
| h | 30 | Hochsprung über niedrige Geräte . . . | — | G | 94 | 1 |
| | 31 | Hochabsprung von niedrigen Geräten . | — | G | 94 | 2 |
| | 32 | Laufsprung über niedrige Geräte . . . | — | G | 94 | 3 |
| i | 33 | Hocke über höhere Geräte . . . . . | — | G | 98 | 16 |
| | 34 | Wende über höhere Geräte . . . . . | — | G | 94 | 5 |
| | 35 | Aufhocken zum Stand auf höhere Geräte | — | G | 96 | 10 |
| | 36 | Aufhocken zum Stand mit sofortigem Ab- sprung — höhere Geräte . . . . . . | — | G | 96 | 11 |
| | 37 | Kopfsprung — niedriges Gerät . . . . | — | G | 103 | 8 |
| | 38 | Radschlagen . . . . . . . . . . . | — | G | 102 | 4 |

## Männer II.

| | | **A** | | | | |
|---|---|---|---|---|---|---|
| a | 1 | Mit Hüfthalte kleines Hüpfen und Auf- zehen seitwärts . . . . . . . . . . | O+B | W | 41 | 11 |
| | 2 | Hüpfen mit Armstrecken auf- und abwärts | A+B | G | 39 | 1 |
| | 3 | Freier Armschlag . . . . . . . . . | A | D | 47 | 7 |
| | 4 | Hüpfen in die Grätsch- und Grundstellung mit Armschwung und Handklappen . | A+B | G | 39 | 8 |

— 108 —

| Lfd. Nr. u. Gruppeneinteilung | | Der Name der Arbeit | Arbeits- zweig | wirkung | Seite | Nr. |
|---|---|---|---|---|---|---|
| a | 5 | Aus dem Grätſchwinkelſtand: Armſchwingen vorwärts, aufwärts und rückwärts . . . . . . . . . . . | A | D | 48 | 8 |
| | 6 | Ferſenheben und Kniebeugen mit Armſchwingen vorwärts, Beugen zur Schlaghalte, Armſchlagen und Armſchwingen abwärts . . . . . . . . . . . . | B+A | G | 58 | 4 |
| b | 7 | Aus dem Grätſchwinkelſtand: Rumpfdrehen mit einſeitigem Armſchwung . | S | D | 66 | 4 |
| | 8 | Aus dem Grätſchwinkelſtand: Fall gegen den Boden mit gebeugten Armen im Wechſel mit Lendenbeugen vorwärts mit Kopfhalte . . . . . . . . . | A | K | 52 | 6 |
| | 9 | Aus der Grätſchſtellung: Einſeitiges tiefes Kniebeugen mit Stütz der Hände auf dem Boden . . . . . . . . . . | B | K | 36 | 3 |
| | 10 | Aus dem Ausfall ſeitwärts mit S-halte: Seitbeugen . . . . . . . . . . . . | S | D | 68 | 8 |
| c | 11 | Hüpfen mit Seitſchwingen der Beine mit entgegengeſetztem einſeitigen Armſchwung . . . . . . . . . . . . | B+A | G | 40 | 8 |
| | 12 | Kräftiges Lendenbeugen mit Griff oberhalb der Fußgelenke und hohes Rückbeugen mit Armdrehen . . . . . . | L/R + D/K | | 86 | 4 |
| | 13 | Seitſchreiten der Füße mit loſem Armſchwingen vorwärts-ſeitwärts . . . . | B+A | G | 39 | 2 |
| | 14 | Aus der Grätſchſtellung: Einſeitiges Strecken der Beckenhalter (Wechſel durch halben Rumpfkreis rückwärts) . . . | B | D | 30 | 10 |
| | 15 | Aus der Stützkniebeuge: Hüpfen mit Seitſtellen der Beine . . . . . . . . . | B | D | 28 | 4 |
| d | 16 | Aus der Rückenlage mit Ringhalte: Rumpfbeugen vorwärts . . . . . . | V | K | 72 | 4 |
| | 17 | Aus der Rückenlage: Einſeitiges Knieſtrecken mit Hilfe der Hände . . . . | B | D | 33 | 15 |
| | 18 | Aus dem Streckſitz: Rumpfbeugen tief vorw. im Wechſel mit hohem Rückbeugen mit Armdrehen . . . . . . | L/R + D/K | | 85 | 2 |
| | 19 | Aus der Rückenlage: Einſeitiges Kniehebung und Strecken mit Armſtrecken auf- und abwärts . . . . . . . . . . . . | A+B | G | 43 | 17 |

| Lfd. Nr. u. Gruppeneinteilung | | Der Name der Arbeit | Arbeits- | | Seite | Nr. |
|---|---|---|---|---|---|---|
| | | | zweig | wirkung | | |
| d | 20 | Aus der Rückenlage mit Seithalte: Rumpfbeugen vorwärts . . . . . . . . | V | K | 72 | 3 |
| | 21 | Aus der Rückenlage: Kopfheben mit einseitigem Knieheben | Hs | K | 62 | 2 |
| e | 22 | Aus dem Knieliegestütz: Rumpfdrehen mit einseitigem Armschwung . . . . | S | D | 64 | 1 |
| | 23 | Aus dem Rumpfbeugen vorwärts im Kniesitz mit Rückhalte: Rückenstrecken | R | K | 85 | 3 |
| | 24 | Wechselweise 3 Hüpfe mit gestreckten Knien und ein Hupf in die tiefe Kniebeuge mit den Händen auf die Knie . . . | B | G | 39 | 1 |

B

| | | | | | | |
|---|---|---|---|---|---|---|
| f | 25 | Aus dem Kniesitz mit Griff an der Sprosse: Rückenstrecken mit Helfer . . . . . | R | D | 79 | 3 |
| | 26 | Aus dem Grätschwinkelhangstand vorlings: Körperheben mit Helfer . . . | A | K | 54 | 9 |
| | 27 | Aus dem Kniewinkelsitz mit Handstütze: Rückenstrecken mit Helfer . . . . . | R | D | 82 | 8 |
| g | 28 | Wechselhüpfen zwischen tiefer Kniebeuge und Zehengrätschstellung mit Stütz der Hände an einer Sprosse zwischen Hüft- und Brusthöhe . . . . . . . . . . | B | D | — | — |
| | 29 | Aus dem Winkelhangstand rücklings: Rückenstrecken mit Schulterstütze . . . | R | D | 81 | 6 |
| | 30 | Aus dem Rumpfbeugen vorwärts im Stande rücklings mit Fassen einer Sprosse: Strecken der Beckenhalter . . | B | D | 34 | 19 |
| | 31 | Auf- und Abspringen in und aus dem Nackenhang mit Unterstützung . . . | Hs | K | 62 | 4 |
| h | 32 | Aus der Winkelrückenlage mit Fußstütze: Rumpfbeugen vorwärts . . . . . . | V | K | 74 | 6 |
| | 33 | Aus dem Winkelhangstand: Spannbeuge mit Helfer . . . . . . . . . . . | R | K | 87 | 8 |
| | 34 | Aus dem Streckhangstand rls.: Einf. und beiderf. hohes Knieheben. . . . . . | V | K | 74 | 7 |
| | 35 | Handstand mit Stütze an der Sprossenwand . . . . . . . . . . . | A | K | 53 | 8 |

| Lfd. Nr. u. Gruppeneinteilung | | Der Name der Arbeit | Arbeits- zweig | wir- kung | Seite | Nr. |
|---|---|---|---|---|---|---|
| | | **C** | | | | |
| i | 36 | Lauf | — | F | 92 | 10 |
| | 27 | Fester Gang | — | H | 89 | 1 |
| | 38 | Zehengang | — | H | 91 | 4 |
| j | 39 | Drehsprung über niedrige Geräte | — | G | 94 | 4 |
| | 40 | Schlußsprung über niedrige Geräte | — | G | 94 | 1 |
| | 41 | Hochabsprung als Schlußsprung – niedrige Geräte | — | G | 94 | 2 |
| k | 42 | Drehwende – höhere Geräte | — | G | 95 | 6 |
| | 43 | Kehre als Seitensprung | — | G | 95 | 7 |
| | 44 | Kehre als Schrägsprung | — | G | 96 | 8 |
| l | 45 | Kopfsprung mit Helfer | — | G | 103 | 8 |
| | 46 | Kraftsprung | — | G | 103 | 9 |
| | 47 | Arabersprung | — | G | 103 | 10 |

## Männer III.

| | | **A** | | | | |
|---|---|---|---|---|---|---|
| a | 1 | Fersenheben und Kniebeugen mit Armschwingen vorwärts – abwärts – seitwärts | B+A | G | 39 | 5 |
| | 2 | Mit Hüfthalte Hüpfen mit Seitstellen und Vorwärtsstellen mit Drehungen | B | G | 41 | 11 |
| | 3 | Aus der Grätschstellung mit Hüfthalte einer Hand: Einseitiges Armkreisen | A | D | 45 | 1 |
| | 4 | Wechselweises Hüpfen mit Kniehebеn und Beinschwingen seitwärts mit entgegengesetztem einseitigem Armschwung | B+A | G | 40 | 9 |
| | 5 | Große, freie Armschwünge zwischen Schlag- und Seithalte | A | D | 47 | 7 |
| | 6 | Schnelles kräftiges Rumpfbeugen vorwärts mit Fassung der Fußgelenke | L+B | D | 70 | 2 |
| b | 7 | Wechselhüpfen zwischen Kniebeuge, Grätschstellung (mit Seitschwingen der Arme) und Grundstellung | B | D | 29 | 6 |
| | 8 | Aus der Grätschstellung: Rumpfbeugen vorwärts mit Armschwingen und Schlag gegen den Boden | A | D | 48 | 9 |

| Lfd. Nr. u. Gruppeneinteilung | | Der Name der Arbeit | Arbeits- | | Seite | Nr. |
|---|---|---|---|---|---|---|
| | | | zweig | wirkung | | |
| b | 9 | Fersenheben und leichtes Kniebeugen im Wechsel mit Kniebeugen mit Armschwingen vorw.; aus der Rückhalte. | B+A | G | 39 | 5 |
| | 10 | Beiderseitiges und einseitiges Armschwingen vorwärtsaufwärts aus der Rückhalte mit Fersenheben und entgegengesetztem Beinschwingen rückwärts | A | D | 46 | 6 |
| | 11 | Aus der Stützkniebeuge: Kniestrecken und Lendenbeugen . . . . . . . . . . | B+L | D | 70 | 5 |
| c | 12 | Aus der Grätschstellung mit Schlaghalte: Rumpfdrehen mit einseitigem Armschlag | S | D | 66 | 3 |
| | 13 | Aus der Grätschstellung: freies Armschwingen . . . . . . . . . . . . | A | D | 45 | 2 |
| | 14 | Wechselhüpfen zwischen Stützkniebeuge, Grätschwinkelliegestütz, Stützkniebeuge und Liegestütz . . . . . . . . . | B | D | 28 | 5 |
| | 15 | Aus der Grätschstellung: Strecken der Beckenhalter . . . . . . . . . . | B | D | 30 | 11 |
| | 16 | Aus dem Rumpfbeugen in der Grätschstellung: Rückenstrecken mit Armheben seitwärts . . . . . . . . . . . | R | K | 84 | 1 |
| d | 17 | Aus der Rückenlage mit Ringhalte: Rumpfbeugen vorwärts . . . . . . | V | K | 72 | 4 |
| | 18 | Aus dem Strecksitz: einseitiges und beiderseitiges Armschwingen vorwärts aufwärts aus der Rückhalte . . . . . . | A | D | 48 | 8 |
| | 19 | Aus dem Strecksitz: Rumpfbeugen tief vorwärts mit Hochhalte der Arme und hohes Rückenstrecken mit Armheben seitwärts. . | R | K | 85 | 2 |
| | 20 | Aus dem Hocksitz: Ein- und beiderseitiges Kniestrecken mit Hilfe der Hände . . | B | G | 45 | 22 |
| | 21 | Aus der Rückenlage mit Seithalte: Wechselweises Kopfheben und -senken vorwärts und Brustheben mit Riftbeugen und Strecken . . . . . . . . . . | Hs | K | 62 86 | +2 6 |
| | 22 | Aus der Rückenlage: Ein- und beiderseitiges Knieheben und Strecken mit Armstrecken aufwärts und abwärts . | A+B | G | 43 | 17 |

| Lfd. Nr. u. Gruppen- einteilung | | Der Name der Arbeit | Arbeits- | | Seite | Nr. |
|---|---|---|---|---|---|---|
| | | | zweig | wir- kung | | |
| e | 23 | Im Kniestand: freies Armschwingen . . | A | D | 45 | 2 |
| | 24 | Aus dem Schrittknien seitwärts mit Scheitelhalte: Seitbeugen . . . . . . | S | D | 68 | 9 |
| | 25 | Aus dem Schrittknien: Rumpfbeugen vor- wärts . . . . . . . . . . . . . | B | D | 31 | 13 |
| | 26 | Wechselweises Beinschwingen vorwärts und rückwärts mit 4 Hüpfen auf dem anderen Fuß und losem Armschwingen vorwärts – seitwärts . . . . . . . | A+B | G | 42 | 13 |
| f | 27 | Aus dem Handstand mit Unterstützung: Armbeugen mit Helfer . . . . . . | A | K | 53 | 8 |
| | 28 | Paarweises Schulterstrecken . . . . . | A | D | 49 | 11 |
| | 29 | Aus der Grätschstellung: Einseitiges Strecken der Beckenhalter mit halbem Rumpfkreis rückwärts von Seite zu Seite wechselnd . . . . . . . . . . | B | D | 30 | 10 |
| | 30 | Mit paarweiser Unterstützung: Einseitiges tiefes Kniebeugen . . . . . . . . . | B | K | 36 | 3 |
| | | **B** | | | | |
| g | 31 | Aus dem Streckſitz mit Fußſtütze: Rücken- strecken mit Helfer . . . . . . . | R | D | 80 | 5 |
| | 32 | Aus dem Streckſitz: Rumpfbeugen vor- wärts mit Helfer . . . . . . . . | L | D | 70 | 4 |
| | 33 | Aus dem Streckſitz: Armführen mit Helfer | A | D | 49 | 12 |
| | 34 | Aus dem Grätschfallſitz mit Fußſtütze: Strecken der Hüftgelenke mit Nackenſtütze mit Armheben vorwärts aufwärts . | Hs | K | 62 | 5 |
| h | 35 | Aus dem Winkelhangstand rückls.: Rücken- strecken mit Schulterſtütze . . . . . | R | D | 81 | 6 |
| | 36 | Aus dem Hüftbeugehang: Kniestrecken (Aufschwung aus dem Hang mit Schulterſtütze). . . . . . . . . . | B | D | 34 | 21 |
| | 37 | Aus dem Hangstand: Einseitiges Knie- heben und beidseitiges Knieheben und Strecken . . . . . . . . . . . | V | K | 74 | 7 |
| | 38 | Aus dem Bogenhangstand: Körper- heben . . . . . . . . . . . . | A | K | 54 | 11 |

| Lfd. Nr. u. Gruppen= einteilung | | Der Name der Arbeit | Arbeits= zweig | wir= tung | Seite | Nr. |
|---|---|---|---|---|---|---|
| i | 39 | Aus der Rückenlage mit Hochhalte und Fußstütze: Rumpfbeugen vorwärts mit Erfassen der untersten Sprosse . . . | V | K | 72 | 2 |
| | 40 | Auf= und Abspringen an der Sprossenwand | B | D | 29 | 7 |
| | 41 | Aus dem Beugehangstand rücklings: Körpersenken . . . . . . . . . . . | A | K | 54 | 12 |
| | 42 | Aus dem Winkelhangstand: Spannbeuge mit Helfer . . . . . . . . . . . | R | K | 87 | 8 |

C

| | | | | | | |
|---|---|---|---|---|---|---|
| j | 43 | Gang mit Kehrt . . . . . . . . . . . | — | G | 92 | 9 |
| | 44 | Fester Gang . . . . . . . . . . . | — | H | 89 | 1 |
| | 45 | Gang seitwärts . . . . . . . . . . | — | H | 91 | 5 |
| k | 46 | Laufsprung mit Seitschwingen der Arme über niedrige Geräte . . . . . . . | — | G | 94 | 3 |
| | 47 | Hochsprung mit Absprung von niedrigen Geräten . . . . . . . . . . . | — | G | 94 | 2 |
| l | 48 | Hocke über höhere breitgestellte Geräte . | — | G | 97 | 16 |
| | 49 | Kehre als Seitensprung über höhere breit= gestellte Geräte . . . . . . . . . | — | G | 95 | 7 |
| | 50 | Drehkehre als Schrägsprung über höhere schräggestellte Geräte . . . . . . . | — | G | 96 | 9 |
| m | 51 | Kehre als Hintersprung über höhere lang= gestellte Geräte . . . . . . . . . | — | G | 97 | 13 |
| | 52 | Kleiner Katzensprung über höhere lang= gestellte Geräte . . . . . . . . . | — | G | 103 | 6 |
| | 53 | Grätsche über höhere langgestellte Geräte | — | G | 97 | 15 |
| n | 54 | Kopfsprung . . . . . . . . . . . | — | G | 103 | 8 |
| | 55 | Kraftsprung . . . . . . . . . . . | — | G | 103 | 9 |
| | 56 | Rolle rückwärts . . . . . . . . . . | — | G | 102 | 5 |

## Männer IV.

| Lfd. Nr. u. Gruppeneinteilung | | Der Name der Arbeit | Arbeits- zweig | wirkung | Seite | Nr. |
|---|---|---|---|---|---|---|
| a | 1 | Hüpfen mit Armstrecken aufwärts, seitw., vorw. u. abw. | A+B | G | 39 | 1 |
| | 2 | Hüpfen in die Grätsch- und Grundstellung mit Zwischenhupf, Armschwingen und Handklappen | B+A | G | 40 | 7e |
| | 3 | Fersenheben und Kniebeugen mit Armschwingen zwischen Kreuz- und Flughalte | A | D | 39 | 5 |
| | 4 | Freies Armschwingen vorwärt-seitw. mit Seitschreiten der Füße | A+B | G | 60 | 8 |
| | 5 | Aus dem Grätschwinkelstand mit Kopfhalte: Lendenbeugen | L | D | 70 | 1 |
| | 6 | Wechselweises Hüpfen mit Aufzehen seitw. und vorw. und elastisches Hüpfen in die tiefe Kniebeuge mit Armschwingen vorw. | B | G | 41 | 11 |
| b | 7 | Aus dem Grätschwinkelstand: Armschwingen vorwärts aufwärts und rückwärts | A | D | 48 | 8 |
| | 8 | Leichtes Fersenheben und Kniebeugen mit beiderseitigem und einseitigem Armstrecken aufwärts, seitw., vorw., abw. | A+B | G | 58 | 1 |
| | 9 | Lendenbeugen mit Fassen oberhalb der Fußgelenke und hohes Rückenstrecken mit Armheben seitwärts aufwärts | L+D R+K | | 70 | 2 |
| | 10 | Aus der Grätschstellung mit Hüfthalte einer Hand: Rumpfdrehen mit einseitigem Armschwung | S | D | 64 | 1 |
| | 11 | Aus der Grätschstellung: freies Armschwingen | A | D | 45 | 2 |
| | 12 | Aus dem Grätschwinkelstand: Rumpfdrehen mit freiem Armschwung | S | D | 66 | 4 |
| | 13 | Aus der Grätschstellung: Einseitiges Strecken der Beckenhalter | B | D | 30 | 10 |
| | 14 | Mit Hüfthalte Hüpfen mit Aufzehen seitwärts und vorwärts mit Knieheben | B | G | 42 | 14 |
| | 15 | Freies Armschwingen vorwärts seitwärts und im Kreis mit Fersenheben und Kniebeugen und Seitschreiten | A+B | G | 60 | 8 |

| Lfd. Nr. u. Gruppen- einteilung | | Der Name der Arbeit | Arbeits- zweig | wir- kung | Seite | Nr. |
|---|---|---|---|---|---|---|
| c | 16 | Aus dem Ausfall seitwärts mit S-Halte: Seitbeugen . . . . . . . . . . . | S | D | 68 | 8 |
| | 17 | Beinschwingen vorwärts und rückwärts mit Handklappen und Armschwingen | B+A | G | 43 | 16 |
| | 18 | Aus der Stützkniebeuge: Hüpfen zum Liegestütz und zurück, Kniestrecken und Lendenbeugen, Aufrichten zum Winkel- stand und freies Armschwingen . . . | B+A | D | 70 | 5 |
| d | 19 | Im Streckſitz: freies Armſchwingen. . . | A | D | 46 | 4 |
| | 20 | Aus dem Streckſitz: Lendenbeugen mit Faſſen der Füße . . . . . . . . | L | D | 70 | 3 |
| | 21 | Aus der Rückenlage mit Seithalte: Rumpfbeugen vorw. mit Faſſen um die Füße . . . . . . . . . . . | V | K | 72 | 3 |
| | 22 | Aus der Rückenlage mit Seithalte: Kopf- ſenken vorwärts mit einſeitigem Knie- heben im Wechſel mit Bruſtheben . . | Hs+R | K | 86 | 6 |
| | 23 | Aus der Rückenlage: Armſtrecken auf- wärts, ſeitwärts, vorwärts und ab- wärts mit einſeitigem Knieheben und Strecken . . . . . . . . . . . | A+B | G | 58 | 1 |
| | 24 | Aus dem Hürdenlaufſitz: Rumpfbeugen vorwärts . . . . . . . . . . | B | D | 31 | 14 |
| e | 25 | Aus dem Streckſitz: Rumpfbeugen tief vorwärts wit Armheben aufwärts, Rückenſtrecken mit Armdrehen und wechſelweiſes Heben zum Seitliegeſtütz | R+S | K | 69 | 12 |
| | 26 | Aus dem Knieliegeſtütz: Rumpfdrehen mit einſeitigem Armſchwung . . . . | S | D | 64 | 1 |
| | 27 | Aus dem Liegen vorlings mit Seithalte: Rumpfbeugen hoch rückwärts . . . . | R | K | 86 | 5 |
| | 28 | Aus dem Bogenliegen vorlings mit Falten der Hände um die Füße: Rückenſtrecken . . . . . . . . | R | D | 83 | 10 |
| | 29 | Aus dem Liegen vorlings: Ungleichſeitiges Riſt- und Kniebeugen . . . . . . | B | G | 44 | 19 |
| | 30 | Aus dem Liegen vorlings mit Hand auf Hand: Körperheben zum Winkel und Armſtrecken. . . . . . . . . . | V+A | K | 53 | 7 |

8*

| Lfd.Nr.u. Gruppeneinteilung | | Der Name der Arbeit | Arbeits- ||Seite|Nr.|
|---|---|---|---|---|---|---|
| | | | zweig | wirkung | | |
| f | 31 | Aus der Rückenlage mit paarweise zusammengeflochtenen Füßen: Rumpfbeugen vorwärts | V | K | 72 | 2 |
| | 32 | Aus dem Grätschsitz mit paarweiser Unterstützung: Rumpfdrehen mit freiem Armschwung | S | D | 66 | 3 |
| | 33 | Aus dem Grätschsitz mit paarweiser Unterstützung: Rumpfbeugen vorwärts und Senken rückwärts | B | D | 34 | 18 |
| | 34 | Im Handstand mit Unterstützung: Armbeugen (Helfer im Grätschsitz) | A | K | 53 | 8 |
| | 35 | Mit Hüfthalte schnelles Fersenheben und tiefes Kniebeugen | B | D | 28 | 3 |
| | 36 | Aus der Grätschstellung: Rumpfbeugen vorwärts mit Schlag gegen den Boden und Armschwingen rückwärts und vorwärts aufwärts | A | D | 48 | 9 |
| | 37 | Wechselweise: Fersenheben, Kniebeugen und Knieheben mit Armstrecken aufwärts, seitwärts, vorwärts und abwärts | B+A | G | 58 | 1 |
| | | **B** | | | | |
| g | 38 | Aus dem Grätschwinkelhangstand: Rückenstrecken mit Helfer | R | D | 80 | 4 |
| | 39 | Aus dem Gerätschwinkelhangstand: Körperheben | A | K | 54 | 9 |
| | 40 | Aus dem Grätschwinkelstand: Rückenstrecken mit Helfer (im Reitsitz) | R | D | 77 | 1 |
| | 41 | Aus dem Hüftbeugehang: Körperheben | A | K | 56 | 14 |
| h | 42 | Aus dem Hocksitz mit Griff an der Sprosse: Rückenstrecken mit Helfer | R | D | 82 | 9 |
| | 43 | Aus dem Strecksitz: Rumpfbeugen vorwärts mit Helfer | L | D | 70 | 4 |
| | 44 | Aus der Winkelrückenlage mit Stütze: Rumpfbeugen vorwärts | V | K | 74 | 6 |
| | 45 | Aus dem Nackenhang mit Unterstützung: Knieheben | Hs | K | 62 | 4 |
| | 46 | Aus dem Hürdenlaufhangstand: Armbeugen | B | D | 36 | 23 |
| | 47 | Aus der Spannbeuge: Rückenstrecken mit Fußstütze | R | D | 81 | 7 |

— 117 —

| Lfd. Nr. u. Gruppeneinteilung | | Der Name der Arbeit | Arbeitszweig | wirkung | Seite | Nr. |
|---|---|---|---|---|---|---|
| i | 48 | Im Rumpfbeugen vorwärts aus dem Stande rücklings mit Fassen einer Sprosse: Strecken der Beckenhalter | B | D | 34 | 19 |
| | 49 | Aus dem Winkelhangstand: Spannbeuge | K | K | 88 | 9 |
| | 50 | Aus dem Hang: Hohes Kniebeben und Aufwärtsstrecken | V | K | 74 | 8 |
| | 51 | Handgang | — | G | 105 | 15 |
| | | **C** | | | | |
| j | 52 | Freier Gang | — | F | 89 | 2 |
| | 53 | Lauf | — | F | 92 | 10 |
| | 54 | Gang mit Viertel- und halben Drehungen | — | G | 92 | 9 |
| | 55 | Streckgang | — | H | 91 | 7 |
| | 56 | Leichter Gang | — | H | 90 | 3 |
| k | 57 | Drehwende über höhere Geräte | — | G | 95 | 6 |
| | 58 | Hochsprung über höhere Geräte | — | G | 97 | 17 |
| | 59 | Diebssprung über höhere Geräte | — | G | 97 | 19 |
| | 60 | Kehre als Hintersprung über höhere Geräte | — | G | 97 | 13 |
| | 61 | Grätsche über höhere Geräte lang | — | G | 97 | 15 |
| l | 62 | Überschlag über niedrige Geräte | — | G | 103 | 7 |
| | 63 | Kopfsprung, Kehrthupf, Rolle rückwärts und Kehrthupf | — | G | 105 | 15 |
| | 64 | Arabersprung | — | G | 103 | 10 |
| | 65 | Kraftsprung und Kopfsprung | — | G | 104 | 12 |
| | 66 | Flugsprung | — | G | 104 | 11 |

## Männer V.

| | | | Arbeitszweig | wirkung | Seite | Nr. |
|---|---|---|---|---|---|---|
| | | **A** | | | | |
| a | 1 | Wechselweises Beinschwingen vorwärts und rückwärts mit Hüpfen auf dem anderen Fuß und Armschwingen vorwärts seitwärts | B+A | G | 42 | 13 |
| | 2 | Ungleichseitiges Armkreisen vorwärts und rückwärts | A | D | 49 | 10 |
| | 3 | Hüpfen mit Seitschwingen der Beine mit Armstrecken aufwärts, seitw., vorw., abwärts | B+A | G | 40 | 8 |
| | 4 | Freier Armschlag mit Gehen vorwärts und rückwärts | A | D | 47 | 7 |

| Lfd. Nr. u. Gruppen-einteilung | | Der Name der Arbeit | Arbeits- | | Seite | Nr. |
|---|---|---|---|---|---|---|
| | | | zweig | wir-kung | | |
| b | 5 | Elastisches Hüpfen in die tiefe Kniebeuge mit Stütz der Hände auf die Knie und Hüpfen mit Aufzehen seitwärts und vorwärts mit Armschwingen seitw., Armbeugen und Dorwärtsstrecken . . | B+A | G | 41 | 11 |
| | 6 | Kräftiges Armschwingen vorwärts aufwärts aus der Rückhalte mit Fersenheben . . . . . . . . . . . . | A | D | 48 | 8 |
| | 7 | Kniestrecken mit Hilfe der Hände . . . | B | D | 33 | 15 |
| | 8 | Armschwingen vorwärts, Beugen zur Schlaghalte, Armschlagen und Abwärts-schwingen und dasselbe umgekehrt mit Fersenheben, leichtem Kniebeugen und Knieheben . . . . . . . . . . | B+A | G | 39 | 5 |
| | 9 | Armschwingen vorwärts aufwärts aus der Rückhalte, Rumpfbeugen vorwärts mit Schlag gegen den Boden und Kniestrecken aus der Stützkniebeuge und Lendenbeugen . . . . . . . . | A+L | D | 48 70 | 9 5 |
| c | 10 | Armschwingen vorwärts seitwärts und im Kreis mit leichtem Fersenheben, Knie-beugen und Seitschreiten zum . . . | A+B | G | 60 | 8 |
| | 11 | Ausfall seitwärts mit S-Halte und Seit-beugen, dieselben Armschwünge wie in 10 . . . . . . . . . . . . | | | | |
| | 12 | Zur Grätschstellung mit Hüfthalte einer Hand: und Rumpfdrehen mit ein-seitigem freien Armschwung, die Arm-schwünge zur Grundstellung und zur | S | D | 64 | 2 |
| | 13 | Schrittstellung schräg vorwärts und schräg vorwärts beugen über den vorderen Fuß . . . . . . . . . . . . | B | D | — | — |
| | 14 | Wechselweises Beinschwingen vorwärts und rückwärts und im Bogen mit 4 Hüpfen auf dem anderen Fuß mit wechselweisem Armschwingen vorwärts, seitwärts und entgegengesetztem Arm-heben von der Hüfte auf den Scheitel und vom Scheitel zur Hüfte . . . . | B+A | G | 42 | 13 |

| Lfd. Nr. u. Gruppeneinteilung | | Der Name der Arbeit | Arbeits- | | Seite | Nr. |
|---|---|---|---|---|---|---|
| | | | zweig | wirkung | | |
| d | 15 | Lendenbeugen mit Fassen oberhalb der Fußgelenke und hohes Rückenstrecken mit Armführen senkrecht aufwärts–seitwärts–abwärts | $\frac{L}{R}+\frac{D}{K}$ | | 86 | 4 |
| | 16 | Hüpfen in die Grätsch- und Grundstellung mit Zwischenhupf in der Grundstellung mit Armschwingen seitwärts, Armbeugen u. Aufwärtsstrecken, Armschwingen seitw., Beugen und Vorwärtsstrecken, Schwingen seitw., Beugen und Abwärtsstrecken | B+A | G | 40 | 7 |
| | 17 | Fersenheben, leichtes Kniebeugen und Knieheben mit freiem Armschwung | A | D | 46 | 5 |
| | 18 | Aus der Stützkniebeuge: Hüpfen mit Grätschen und Schließen der Beine und zum Liegestütz vorlings und zurück zur Stützkniebeuge | B | D | 28 | 5 |
| | 19 | Aus der Grätschstellung: Strecken der Beckenhalter mit Fassung oberhalb der Fußgelenke | B | D | 30 | 11 |
| | 20 | Aus der Grätschstellung: Rumpfbeugen vorwärts mit Fassung oberhalb der Fußgelenke und Rückenstrecken mit Armheben seitwärts | $\frac{L}{R}+\frac{D}{K}$ | | 86 | 4 |
| e | 21 | Aus dem Grätschwinkelliegestütz: Rumpfdrehen mit einseitigem Armschwung | S | D | 64 | 1 |
| | 22 | Aus dem Winkelliegestütz mit Hüfthalte einer Hand: Einseitiges Armbeugen | A | K | 50 | 3 |
| | 23 | Aus der Stützkniebeuge: Hüpfen mit Seitstellen der Beine | B | D | 28 | 4 |
| | 24 | Im Schrittknien seitwärts mit Scheitelhalte: Seitbeugen | S | D | 68 | 9 |
| f | 25 | Aus der Rückenlage mit Ringhalte: Rumpfbeugen vorwärts | V | K | 72 | 4 |
| | 26 | Aus der Rückenlage mit Umfassen eines gehobenen Knies: Wechselweises Kopfsenken vorwärts und Brustheben | Hs u.R | K | 86 | 6 |
| | 27 | Aus der Rückenlage mit Ringhalte, Rumpfbeugen vorwärts | V | K | 72 | 4 |

| Lfd. Nr. u. Gruppen- einteilung | | Der Name der Arbeit | Arbeits- zweig | wir- kung | Seite | Nr. |
|---|---|---|---|---|---|---|
| g | 28 | Aus der Rückenlage: Einseitig Knieheben und Strecken mit Armschwingen vorw., Beugen zur Schlaghalte, Armschlagen und Abwärtsschwingen und entgegen- gesetzter Armbewegung . . . . . . . | A+B | G | 43 | 17 |
| | 29 | Aus der Rückenlage mit Seithalte: Wechsel- weises Rumpfbeugen vorwärts und Heben zum Seitliegestütz mit einseitigem Armheben seitwärts aufwärts . . . | V+S | K | 69 | 12 |
| | 30 | Aus dem Hocksitz: Ein- und beiderseitiges Kniestrecken mit Hilfe der Hände und Armschwingen seitwärts . . . . . | B | G | 45 | 22 |
| | 31 | Aus dem Rumpfbeugen vorwärts im Knie- sitz: Rückenstrecken mit Armheben seitw. | R | K | 85 | 3 |
| | 32 | Aus dem Kniewinkelsitz mit Hochhalte: tiefes Rumpfbeugen rückwärts . . . | V | D | 76 | 2 |
| | 33 | Aus der Stützkniebeuge: Kniestrecken und Lendenbeugen . . . . . . . . . . | L | D | 70 | 5 |
| h | 34 | Aus der Grätschstellung mit Scheitelhalte: Üben des Knie- und Fußgelenks mit Seitbeugen . . . . . . . . . . . . | B | K | 36 | 4 |
| | 35 | Einübung des freien Handstandes mit leichter Stütze durch einen Kameraden | A | K | 53 | 8 |
| | 36 | Aus der Kniebeuge mit Vorhalte eines Beines und Unterstützung: Wechsel- hüpfen . . . . . . . . . . . . . . | B | D | 29 | 8 |
| | 37 | Aus dem Streckfitz mit Fußstütze: Rücken- strecken mit Helfer . . . . . . . . | R | D | 80 | 5 |
| | 38 | Aus dem Strecksitz: Rumpfbeugen vor- wärts mit Helfer . . . . . . . . . | L | D | 70 | 4 |
| | 39 | Im Strecksitz: Armführen mit Helfer . . | A | D | 49 | 12 |
| | 40 | Aus der Winkelrückenlage: Rumpfdrehen mit Beinschwingen (Stütze an den Ellenbogen) . . . . . . . . . . . | S | D | 66 | 5 |
| | 41 | Aus dem Grätschfallsitz mit Fußstütze: Körperstrecken mit Nackenstütze (Helfer in der Rückenlage) . . . . . . . | Hs | K | 62 | 5 |
| | | **B** | | | | |
| i | 42 | Aus dem Kniesitz mit Griff an der Sprosse: Rückenstrecken mit Helfer . . | R | D | 79 | 3 |
| | 43 | Aus dem Kniewinkelsitz mit Griff an der Sprosse: Rückenstrecken mit Helfer . . | R | D | 82 | 8 |

— 121 —

| Lfd. Nr. u. Gruppeneinteilung | | Der Name der Arbeit | Arbeits- | | Seite | Nr. |
|---|---|---|---|---|---|---|
| | | | zweig | wirkung | | |
| i | 44 | Aus dem Hangstand rückl.: Ein- und beidseitiges hohes Knieheben und Strecken | V | K | 74 | 7 |
| | 45 | Aus dem Winkelhangstand: Rückenstrecken mit Schulterstütze . . . . . . . . . | R | D | 81 | 6 |
| j | 46 | Aus dem Rumpfbeugen vorwärts im Stande rückl. mit Fassen einer Sprosse: Strecken der Beckenhalter . . . . . | B | D | 34 | 19 |
| | 47 | Im Querstand mit Fußstütze: Seitbeugen | S | D | 69 | 11 |
| | 48 | Aus dem Winkelhangstand: Spannbeuge | R | K | 88 | 9 |
| | 49 | Aus dem Strecksitz: Rumpfbeugen vorwärts mit Fassen der Füße . . . . | L | D | 70 | 3 |
| k | 50 | Handstand frei auf dem Boden . . . . | A | K | 101 | 2 |
| | 51 | Aus dem Fallhangstand am Querbalken: Körperheben . . . . . . . . . . . . | A | K | 56 | 15 |
| | 52 | Aus dem Hang am doppelten Querbalken: Rückenstrecken. . . . . . . . . . . | R | D | 84 | 11 |
| | 53 | Aus dem Hang mit Ristgriff: Körperheben | A | K | 58 | 16 |
| | 54 | Aus dem Hang mit Kammgriff: Felgaufzug (Abzug oder Abschwung vorlings) . . . . . . . . . . . . . | A | K | 58 | 17 |

C

| | | | | | | |
|---|---|---|---|---|---|---|
| l | 55 | Schaukelsprung am Doppeltau zum Sitz auf dem Querbalken | — | G | 99 | 20 |
| | 56 | Schaukelsprung am Doppeltau zum Kniehang am Querbalken . . . . . . | — | G | 100 | 22 |
| | 57 | Schaukelsprung am Doppeltau zum Stand auf dem Querbalken . . . . . . | — | G | 101 | 24 |
| | 58 | Freier Gang auf dem hüfthohen Querbalken. . . . . . . . . . . | — | G | 89 | 2 |
| m | 59 | Freier und leichter Gang im Wechsel . | — | H | 90 | 3 |
| | 60 | Lauf und Schottischhüpfen . . . . . . | — | G | 92 | 12 |
| | 61 | Gehen mit Beinspreizen . . . . . . . | — | G | 91 | 8 |
| n | 62 | Aufhocken zum Stand mit sofortigem Absprung — höhere Geräte breit . . . . | — | G | 96 | 11 |
| | 63 | Hocke — höhere Geräte breit . . . . . | — | G | 97 | 16 |
| | 64 | Grätsche — höhere Geräte lang . . . | — | G | 97 | 15 |
| | 65 | Hocke — höhere Geräte lang . . . | — | G | 97 | 16 |
| | 66 | Kehre als Hintersprung zur Wende — höhere Geräte lang . . . . . . . | — | G | 97 | 14 |
| | 67 | Überschlag — höhere Geräte breit. . . | — | G | 103 | 7 |

| Lfd. Nr. u. Gruppeneinteilung | | Der Name der Arbeit | Arbeits- | | Seite | Nr. |
|---|---|---|---|---|---|---|
| | | | zweig | wirkung | | |
| o | 68 | Kopfsprung, Kehrthupf, Rolle rückwärts und Kehrthupf | — | G | — | 15 |
| | 69 | Kraftsprung — Kopfsprung | — | G | — | 12 |
| | 70 | Kraftsprung — Flugsprung | — | G | — | 13 |
| | 71 | Arabersprung | — | G | — | 10 |
| | 72 | Flugsprung | — | G | — | 11 |

## Männer VI.

**A**

| | | | | | | |
|---|---|---|---|---|---|---|
| a | 1 | Hüpfen mit gestreckten Knien und Armstrecken aufwärts, seitwärts, vorwärts und abwärts mit beiden Armen, mit einem und ungleichseitig | A+B | G | 58 | 1 |
| | 2 | Wechselweise: Hüpfen mit Knieheben und Hüpfen mit Seitschwingen der Beine mit entgegengesetztem einf. Armschwung | B+A | G | 40 | 9 |
| | 3 | Das gleiche Hüpfen wie in 2, aber mit Armstrecken zu rechten Winkeln aus dem Beugen | A+B | G | 40 | 9 |
| | 4 | Mit Beugehalte: Hüpfen mit Aufzehen seitwärts und vorwärts mit Vierteldrehungen und Armstrecken seitwärts und vorwärts | B+A | G | 41 | 11 |
| | 5 | Freie Armschwünge zwischen Schlag- und Seithalte | A | D | 47 | 7 |
| | 6 | Kräftiges Rumpfbeugen vorwärts mit Fassen der Fußgelenke | L | D | 70 | 2 |
| b | 7 | Hüpfen zwischen Kniebeuge und Grätschstellung mit 3 Zwischenhüpfen und Armschwingen seitwärts aufwärts mit Handklappen, seitwärts abwärts, Armbeugen, Seitwärtsstrecken und Abwärtsschwingen zur Stütze auf den Knien | A+B | G | 45 | 15 |
| | 8 | Aus der Grätschstellung: Rumpfbeugen vorwärts mit Schlag gegen den Boden und Armschwingen rückwärts und vorwärts aufwärts | A | D | 48 | 9 |
| | 9 | Wechselweise 5 Hüpfe in die Grätsch- und Grundstellung mit Handklappen über dem Kopf und 5 Hüpfe mit geschlossenen Füßen und gestreckten Knien | A+B | G | 40 | 7 |

| Lfd. Nr. u. Gruppeneinteilung | | Der Name der Arbeit | Arbeitszweig | wirkung | Seite | Nr. |
|---|---|---|---|---|---|---|
| b | 10 | Fersenheben und Kniebeugen mit Armschwingen vorwärts seitwärts mit Anhalten eines Armes in jeder 4. Taktzeit | A+B | G | 60 | 8 |
| c | 11 | Seitschreiten mit einseitigem Armschwung vor und zurück und 6 Armkreise (die andere Hand auf der Hüfte) . . . . | A | D | 45 | 1 |
| | 12 | Fersenheben, Kniebeugen und Kniebeugen mit beiders., einf. und ungleichs. Armstrecken aufw., seitw., vorw. und abw. | B+A | G | 58 | 1 |
| | 13 | Lendenbeugen mit Fassen um die Fußgelenke und hohes Rückenstrecken mit Armführen senkrecht aufwärts, seitwärts und abwärts mit einseitigem Knieheben und Vorwärtsstrecken | $\frac{L}{R}+\frac{D}{K}$ | | 86 | 4 |
| | 14 | Aus der Stützkniebeuge: Kniestrecken und Lendenbeugen, Aufrichten zum Winkelstand und freier Armschwung zwischen Kreuz- und Flughalte . . . . . . . | L+A | D | 70 | 5 |
| | 15 | Fersenheben und Kniebeugen mit Armschwingen vorwärts — seitwärts und im Kreis mit Seitschreiten und. . . . . | A+B | G | 60 | 8 |
| d | 16 | aus dieser Grätschstellung mit Hüfthalte einer Hand: Rumpfdrehen mit einseitigem Armschwung . . . . . . . . | S | D | 64 | 2 |
| | 17 | Aus der Grätschstellung: Einseitiges Strecken der Beckenhalter . . . . | B | D | 30 | 10 |
| | 18 | Aus d. Grätschwinkelstand: Rumpfdrehen mit einseitigem freiem Armschwung . | S | D | 66 | 4 |
| | 19 | Aus dem Grätschwinkelstand mit Kopfhalte: Rumpfbeugen vorwärts . . . | L | D | 70 | 1 |
| | 20 | Aus dem Ausfall seitwärts mit S-halte: Seitbeugen . . . . . . . . . . . | S | D | 68 | 8 |
| | 21 | Aus der Stützkniebeuge: Hüpfen mit Seitstellen der Beine . . . . . . . . | B | D | 28 | 4 |
| e | 22 | Aus dem Strecksitz: Freier Armschlag . | A | D | 47 | 7 |
| | 23 | Aus der Rückenwinkellage mit Rückfalthalte: Ungleichseitiges Beugen und Strecken von Fuß- und Kniegelenk . | B | G | 44 | 18 |
| | 24 | Aus dem Strecksitz: Rumpfbeugen tief vorw. mit Hochhalte und Rückenstrecken mit Armführen senkrecht aufr., seitw., abw. | R | K | 85 | 2 |
| | 25 | Im Winkelsitz: Beugen und Strecken der Fußgelenke und Arme . . . . . . . | $A+B\,{}^V_+{}^K_G$ | | 58 | 2 |

| Lfd. Nr. u. Gruppeneinteilung | | Der Name der Arbeit | Arbeits- | | Seite | Nr. |
|---|---|---|---|---|---|---|
| | | | zweig | wirkung | | |
| f | 26 | Aus der Rückenlage mit Seithalte: Wechselweises Knieheben und Riftbeugen mit Kopfsenken vorwärts und Brustheben mit leichtem Arm- und Beinheben. . | Hs+R | K | 86 | 6 |
| | 27 | Aus der Rückenlage: Knieheben und Strecken mit Hilfe der Hände . . . . | B | D | 33 | 15 |
| | 28 | Aus der Rückenlage: Beider- und einseitiges Knieheben und Strecken mit Armstrecken aufwärts, seitwärts, vorwärts, abwärts . . . . . . . . . . | B+A | G | 58 | 1 |
| | 29 | Aus der Rückenlage mit Ringhalte: Rumpfbeugen vorwärts . . . . . . . . . | V | K | 72 | 4 |
| g | 30 | Aus dem Kniestand: Armschwingen vorwärts – seitwärts mit Seitstellen eines Fußes zum . . . . . . . . . . . | A | G | 60 | 8 |
| | 31 | Seitbeugen im Schrittknien seitwärts, dann zum . . . . . . . . . . | S | D | 68 | 9 |
| | 32 | Vorwärtsbeugen im Schrittknien vorwärts und zum . . . . . . . . . . | B | D | 31 | 13 |
| | 33 | Fall gegen den Boden mit gebeugten Armen und freiem Armschwung beim Aufrichten aus dem Kniestand . . . | A | K | 51 | 4 |
| | 34 | Hüpfen mit Aufzehen seitw. und vorw. mit Knieheben und Armstrecken seitw. und vorw., elastischer Hupf in die tiefe Kniebeuge mit den Händen auf den Knien, Vierteldrehung und auf zum Stand mit Aufzehen seitw. und vorw. mit kleinem Hüpfen mit Armschwingen seitw., Beugen und Vorwärtsstrecken . | | | 42 | 14 |
| | | | B+A | G | 41 | 11 |
| h | 35 | Paarweise Schulterstrecken . . . . . | A | D | 49 | 11 |
| | 36 | Aus der Grätschstellung: Einseitiges Strecken der Beckenhalter (Wechseln durch halben Rumpfkreis rückwärts) . . . . | B | D | 30 | 10 |
| | 37 | Aus dem Winkelsitz zu Paaren: Kniestrecken . . . . . . . . . . . . | B | D | 33 | 17 |
| | 38 | Aus dem Kniesitz: Rumpfbeugen rückwärts und Senken vorwärts mit paarweiser Unterstützung . . . . . . | V+R | D | 76 | 2 |
| | 39 | Aus der Grätschstellung: Tiefes Kniebeugen auf einem Bein mit Drehungen, paarweise . . . . . . . . . | B | K | 38 | 6 |
| | 40 | Handstand frei auf dem Boden . . . . | A | K | 101 | 2 |

| Lfd. Nr. u. Gruppeneinteilung | | Der Name der Arbeit | Arbeits- | | Seite | Nr. |
|---|---|---|---|---|---|---|
| | | | zweig | wirkung | | |
| | | **B** | | | | |
| i | 41 | Aus der Rückenlage mit Griff an einer Sprosse: Brustheben mit Helfer ... | R | D | 77 | 2 |
| | 42 | Aus der Rückenlage mit Fußstütze über dem Kopf: Kniestrecken im Wechsel mit einseitigem Beinsenken ...... | B | D | 34 | 20 |
| | 43 | Aus der Spannbeuge: Rückenstrecken mit Fußstütze | R | D | 81 | 7 |
| | 44 | Schnelles kräftiges Rumpfbeugen vorwärts mit Fassen der Fußgelenke .. | L | D | 70 | 2 |
| | 45 | Aus dem Stand mit Fußstütze an der Sprossenwand. Einseitiges Strecken der Beckenhalter ........... | B | D | 34 | 22 |
| | 46 | Auf- und Abspringen an der Sprossenwand ............ | B | D | 29 | 7 |
| j | 47 | Aus dem Beugehangstand: Körpersenken mit Knieheben .......... | A | K | 54 | 12 |
| | 48 | Aus dem Strecksitz mit Fassen einer Sprosse: Spannbeuge und Rumpfbeugen vorwärts mit Fassen der Füße .... | R | K | 88 | 9 |
| | 49 | Aus dem Hang: Schwingen der Beine zum Hocksturzhang ........ | V | K | 74 | 8 |
| | 50 | Aus dem Handstand: Spannbeuge ... | R | K | 88 | 10 |
| k | 51 | Aus dem Hang mit Kammgriff: Felgaufzug, Drehung zum Seitsitz, Senken zum Wageliegen, Streckturzhang und Kniehang, Absprung mit Stütz der Arme. | A | K | 58 | 17 |
| | 52 | Aus dem Hang mit Ristgriff: Körperheben mit Heben eines und beider Knie | A | K | 58 | 16 |
| | | **C** | | | | |
| l | 53 | Freier Gang auf dem Querbalken in Reichhöhe ........... | — | G | 89 | 2 |
| | 54 | Schaukelsprung an 2 Tauen zum Stand auf dem Querbalken........ | — | G | 101 | 24 |
| | 55 | Schaukelsprung an 2 Tauen zum Sitz auf dem Querbalken mit Kopfsprung beim Niedergang ......... | — | G | 99 | 21 |
| | 56 | Schaukelsprung an 2 Tauen zum Kniehang, Niedersprung mit Stütz der Hände auf eines Helfers Rücken... | — | G | 100 | 22 |

| Lfd.Nr.u. Gruppen- einteilung | | Der Name der Arbeit | Arbeits- zweig | wir- tung | Seite | Nr. |
|---|---|---|---|---|---|---|
| | 57 | Freier Gang . . . . . . . . . . . | — | F | 89 | 2 |
| | 58 | Gehen seitwärts mit Wendung zum Zehen- gang rückwärts und vorwärts . . . | — | H | 91 | 5 |
| m | 59 | Laufen mit Kehrt zum Lauf rückwärts. | — | F | 92 | 10 |
| | 60 | Leichter Gang . . . . . . . . . . | — | H | 90 | 3 |
| | 61 | Streckgang mit Kehrt . . . . . . . . | — | H | 91 | 7 |
| | 62 | Gehen mit Beinspreizen . . . . . . . | — | H | 91 | 8 |
| | 63 | Hochsprung über hohe Geräte breit . . | — | G | 98 | 17 |
| | 64 | Hoher Überschlag über hohe Geräte breit | — | G | 103 | 7 |
| n | 65 | Grätsche über Geräte lang . . . . . . | — | G | 98 | 15 |
| | 66 | Überschlag über niedrige Geräte und Hand- gang . . . . . . . . . . . . . | — | G | 103 | 7 |
| | 67 | Kopfsprünge (2 oder mehr schnell hinter- einander) . . . . . . . . . . . | — | G | 104 | 14 |
| o | 68 | Kraftsprung — Kopfsprung . . . . | — | G | 104 | 12 |
| | 69 | Kraftsprung — Flugsprung . . . . . | — | G | 104 | 13 |
| | 70 | Flugsprung. . . . . . . . . . . . | — | G | 104 | 11 |

Beispiel für Anwendung der Grundgymnastik für tägliches Üben am Morgen.

| | | | | | | |
|---|---|---|---|---|---|---|
| | 1 | Aus der Grätschstellung: Einseitiges Arm- kreisen. . . . . . . . . . . . . | A | D | 45 | 1 |
| | 2 | Mit Hüfthalte: Wechselweises Hüpfen mit Knieheben und Beinschwingen seitwärts | B | G | 40 | 9 |
| a | 3 | Kräftiges Armschwingen aus der Rück- zur Vor- und aus der Rück- zur Hoch- halte mit Fersenheben. . . . . . . | A | D | 48 | 8 |
| | 4 | Wechselweise 3 leichte Hüpfe mit ge- streckten Knien und elastisches Hüpfen in die tiefe Kniebeuge mit Stütz der Hände auf die Knie. . . . . . . . | B | G | 39 | 1 |
| | 5 | Aus der Grätschstellung mit Scheitelhalte: Seitbeugen . . . . . . . . . . . | S | D | 68 | 7 |
| | 6 | Kräftiges Lendenbeugen mit Kopfhalte | L | D | 70 | 1 |
| b | 7 | Aus der Grätschstellung: Einseitiges tiefes Kniebeugen mit Stütz der Hände auf den Boden . . . . . . . . . . . | B | K | 36 | 3 |
| | 8 | Aus dem Grätschwinkelstand: Rumpf- drehen mit freiem Armschwung . . . | S | D | 66 | 4 |

| Lfd. Nr. u. Gruppeneinteilung | | Der Name der Arbeit | Arbeitszweig | wirkung | Seite | Nr. |
|---|---|---|---|---|---|---|
| c | 9 | Aus dem Grätschwinkelliegestütz mit Hand auf Hand: Armbeugen | A | K | 50 | 3 |
| | 10 | Aus der Stützkniebeuge: Hüpfen mit Seitstrecken der Beine | B | D | 28 | 4 |
| | 11 | Aus der Rückenlage mit Ringhalte: Rumpfbeugen vorwärts | V | K | 72 | 4 |
| | 12 | Aus der Rückenlage mit Seithalte: Kopfsenken vorwärts mit einseitigem Knieheben | Hs | K | 62 | 2 |
| d | 13 | Aus dem Strecksitz: Rumpfbeugen tief vorwärts mit Hochhalte und Rückenstrecken mit Armheben seitwärts aufwärts | R | K | 85 | 2 |
| | 14 | Aus dem Knieliegestütz: Rumpfdrehen mit einseitigem Armschwung | S | D | 64 | 1 |
| | 15 | Aus der Stützkniebeuge: Kniestrecken und Lendenbeugen | L | D | 70 | 5 |
| | 16 | Fersenheben und Kniebeugen mit freiem Armschwung | B+A | G | 46 | 5 |

## Knaben I.

### A

| | | | | | | |
|---|---|---|---|---|---|---|
| a | 1 | Hüpfen mit gestreckten Knien mit Armschwingen seitwärts | B+A | W | 39 | 1 |
| | 2 | Mit Hüfthalte Hüpfen in die Grätsch- und Grundstellung | B | G | 40 | 7a |
| | 3 | In der Grätschstellung mit Hüfthalte einer Hand: Armkreisen | A | D | 45 | 1 |
| | 4 | Hüpfen mit Seitschwingen der Beine | B | G | 40 | 8 |
| b | 5 | Kräftiges Armschwingen aus der Rückhalte, wechselweise vorwärts und aufwärts | A | D | 48 | 8 |
| | 6 | Im Grätschwinkelstand mit Kopfhalte: Lendenbeugen vorwärts | L | D | 70 | 1 |
| | 7 | Mit Hüfthalte leichtes Fersenheben und Kniebeugen | B | G | 39 | 5 |
| | 8 | Hüpfen mit gestreckten Knien mit Armstrecken aufwärts und abwärts | A+B | G | 39 | 1 |

| Lfd. Nr. u. Gruppeneinteilung | | Der Name der Arbeit | Arbeitszweig | wirkung | Seite | Nr. |
|---|---|---|---|---|---|---|
| c | 9 | Aus der Grätschstellung mit Scheitelhalte: Seitbeugen | S | D | 68 | 7 |
| | 10 | Aus der Grätschstellung: freier Armschwung | A | D | 45 | 2 |
| | 11 | Aus der Grätschstellung mit Hüfthalte einer Hand: Rumpfdrehen mit einseitigem Armschwung | S | D | 64 | 2 |
| | 12 | Aus der Grätschstellung: Einseitiges Strecken der Beckenhalter | B | D | 30 | 10 |
| | 13 | Wechselweise 3 leichte Hüpfe und ein elastischer Hupf in die tiefe Kniebeuge mit Stütz der Hände auf die Knie | B | D | 39 | 1 |
| d | 14 | Aus dem Kniestand mit Rückhalte: Wechselweises Armschwingen vorwärts und aufwärts | A | D | 48 | 8 |
| | 15 | Aus dem Knieliegestütz mit Hand auf Hand: Armbeugen mit einseitigem Beinheben | A | K | 50 | 1 |
| | 16 | Aus dem Knieliegestütz: Rumpfdrehen mit einseitigem Armschwung | S | D | 64 | 1 |
| | 17 | Aus dem Strecksitz: Rumpfbeugen tief vorwärts mit Armheben aufwärts und Rückenstrecken mit Armheben seitwärts | R | K | 85 | 2 |
| e | 18 | Aus der Rückenlage mit Seithalte: Kopfsenken vorwärts mit einseitigem Knieheben | Hs | K | 62 | 2 |
| | 19 | Aus der Rückenlage: Armstrecken aufwärts und abwärts | A | G | 58 | 1 |
| | 20 | Aus der Rückenlage mit Seithalte: Rumpfbeugen vorwärts mit Fassen der Füße | V | K | 72 | 3 |
| | 21 | Aus dem Hocksitz: Einseitiges Kniestrecken mit Hilfe der Hände | B | G | 45 | 22 |
| f | 22 | Hüpfen mit gestreckten Knien mit wechselweisem Seitschwingen und Seitwärtsaufwärtsschwingen der Arme mit Handklappen über dem Kopf | A+B | G | 39 | 1 |
| | 23 | Im Grätschwinkelstand: Armschwingen vorwärts, aufwärts und rückwärts | A | D | 48 | 8 |
| | 24 | Aus der Grätschstellung: Einseitiges tiefes Kniebeugen mit Stütz der Hände auf den Boden | B | K | 36 | 3 |

| Lfd. Nr. d. Gruppen-einteilung | | Der Name der Arbeit | Arbeits- zweig | wir- kung | Seite | Nr. |
|---|---|---|---|---|---|---|
| | | **B** | | | | |
| g | 25 | Aus dem Grätschwinkelhangstand vorl.: Rückenstrecken mit Helfer | R | D | 80 | 4 |
| | 26 | Aus dem Grätschwinkelhangstand: Körperheben mit Helfer | A | K | 54 | 9 |
| | 27 | Aus der Rückenlage mit Griff an einer Sprosse: Brustheben mit Helfer | R | D | 77 | 2 |
| | 28 | Aus der Rückenlage mit Fußstütze über dem Kopf: Kniestrecken | B | D | 34 | 20 |
| | 29 | Hüpfen in die tiefe Kniebeuge und Zehengrätschstellung mit Stütz einer Hand an der Sprossenwand | B | D | 29 | 6 |
| | 30 | Aus der Rückenlage mit Fußstütze und Hochhalte: Rumpfbeugen vorwärts mit Erfassen der untersten Sprosse | V | K | 72 | 2 |
| | 31 | Kopfstand mit Stütze gegen die Sprossenwand | — | G | 102 | 3 |
| | | **C** | | | | |
| h | 32 | Freier Gang | — | F | 89 | 2 |
| | 33 | Fester Gang | — | H | 89 | 1 |
| | 34 | Lauf | — | F | 92 | 10 |
| i | 35 | Hochsprung über niedrige Geräte | — | G | 94 | 1 |
| | 36 | Laufsprung über niedrige Geräte | — | G | 94 | 3 |
| | 37 | Hochabsprung als Schlußsprung von niedrigen Geräten | — | G | 94 | 2 |
| | 38 | Grätsche über höhere Geräte | — | G | 98 | 15 |
| | 39 | Aufhocken zum Stand auf höhere Geräte | — | G | 96 | 10 |
| j | 40 | Einüben des Kopfstandes | — | G | 102 | 3 |
| | 41 | Rolle vorwärts | — | G | 101 | 1 |
| | 42 | Radschlagen | — | G | 102 | 4 |
| | 43 | Kopfsprung an niedrigen Geräten | — | G | 103 | 8 |

# Knaben II.

| | | **A** | | | | |
|---|---|---|---|---|---|---|
| a | 1 | Hüpfen mit einseitigem Kniebeben und entgegengesetztem Armschwung vorw. | B | G | 40 | 9 |
| | 2 | Hüpfen mit Seitschwingen der Beine und entgegenges. einseitig. Armschwung | B+A | G | 40 | 8 |

Buth, Grundgymnastik. 7. Aufl.

| Lfd. Nr. u. Gruppeneinteilung | | Der Name der Arbeit | Arbeits- zweig | wirkung | Seite | Nr. |
|---|---|---|---|---|---|---|
| a | 3 | Aus der Grätschstellung: freier Armschwung | A | D | 45 | 2 |
|   | 4 | Mit Hüfthalte Fersenheben, Kniebeugen und Knieheben | B | G | 39 | 5 |
| b | 5 | Wechselweise: Beiderseitiges und einseitiges Armschwingen zwischen Rück- und Hochhalte mit Fersenheben und entgegengesetztem Beinschwingen rückwärts | A | D | 48 | 8 |
|   | 6 | Aus der Stützkniebeuge: Kniestrecken und Lendenbeugen | L | D | 70 | 5 |
|   | 7 | Aus der Grätschstellung mit Hüfthalte einer Hand: Rumpfdrehen mit einseitigem Armschwung | S | D | 64 | 2 |
|   | 8 | Aus der Grätschstellung: Einseitiges Strecken der Beckenhalter (Wechsel durch Halbkreis rückwärts) | B | D | 30 | 10 |
| c | 9 | Kleines Hüpfen mit Aufzehen seitwärts im Wechsel mit Hupf in die tiefe Kniebeuge mit Stütz der Hände auf die Knie | B | G | 41 | 11 |
|   | 10 | Aus dem Ausfall seitwärts mit S-halte: Seitbeugen | S | D | 68 | 8 |
|   | 11 | Aus der Grätschstellung: freier Armschlag | A | D | 47 | 7 |
|   | 12 | Aus der Grätschstellung: Einseitiges tiefes Kniebeugen mit Stütz der Hände auf den Boden | B | K | 36 | 3 |
| d | 13 | Aus dem Grätschwinkelliegestütz mit Hand auf Hand: Armbeugen | A | K | 50 | 3 |
|   | 14 | Aus der Stützkniebeuge: Hüpfen mit Grätschen und Schließen der Beine und zum Liegestütz vorlings und zurück | B | D | 28 | 5 |
|   | 15 | Aus dem Strecksitz: Freier Armschwung | A | D | 46 | 4 |
|   | 16 | Aus dem Strecksitz: Rumpfbeugen vorwärts mit Armheben aufwärts und Heben zum Seitliegestütz mit Armheben seitwärts-aufwärts | S | K | 69 | 12 |
| e | 17 | Aus der Rückenlage mit Seithalte: Wechselweises Kopfsenken vorwärts und Brustheben mit Beugen und Strecken der Fußgelenke | Hs+R | K | 86 | 6 |
|   | 18 | Aus der Rückenlage: Kniestrecken mit Hilfe der Hände | B | D | 33 | 15 |

| Lfd. Nr. d. Gruppeneinteilung | | Der Name der Arbeit | Arbeits- zweig | wir- kung | Seite | Nr. |
|---|---|---|---|---|---|---|
| e | 19 | Aus der Rückenlage: Armstrecken aufwärts und abwärts mit einseitigem Knieheben und Vorwärtsstrecken | A+B | G | 58 | 1 |
| | 20 | Aus der Rückenlage mit Ringhalte: Tiefes Rumpfbeugen vorwärts | V | K | 72 | 4 |
| f | 21 | Aus dem Hocksitz: Ein- und beiderseitiges Kniestrecken mit Hilfe der Hände | B | G | 45 | 22 |
| | 22 | Aus dem Liegen vorlings mit Seithalte: Hohes Rückbeugen mit Armheben | R | K | 86 | 5 |
| | 23 | Aus dem Bogenliegen vorlings mit Falten der Hände um die Füße: Armbeugen | R | D | 83 | 10 |
| | 24 | Aus der Rückenlage mit Ringhalte und paarweise zusammengeflochtenen Beinen: Rumpfbeugen vorwärts | V | K | 72 | 2 |
| | 25 | Einübung des Handstandes paarweise mit gegenseitiger Unterstützung | A | K | 53 | 8 |
| | 26 | Wechselweise: Leichtes Hüpfen mit Armstrecken aufwärts, seitwärts, vorwärts, abwärts und ein Hupf in die tiefe Kniebeuge mit Stütz der Hände auf die Knie | B+A | D | 39 | 1 |

B

| | | | | | | |
|---|---|---|---|---|---|---|
| g | 27 | Aus dem Grätschwinkelstand: Rückenstrecken mit Helfer | R | D | 77 | 1 |
| | 28 | Aus dem Kniesitz: Rückenstrecken mit Helfer | R | D | 79 | 3 |
| | 29 | Aus dem Winkelhang mit gegrätschten Beinen: Körperheben mit Helfer | A | K | 54 | 10 |
| | 30 | Aus dem Rumpfbeugen vorwärts im Stande rücklings: Strecken der Beckenhalter | B | D | 34 | 19 |
| h | 31 | Aus dem Streckhangstand: Ein- und beiderseitiges Knieheben | V | K | 74 | 7 |
| | 32 | Aus dem Winkelhangstand rücklings: Spannbeuge mit Helfer | R | K | 87 | 8 |
| | 33 | Aus der Rückenlage mit Fußstütze und Rückfalthalte: Rumpfbeugen tief vorwärts | V | K | 72 | 2 |
| | 34 | Aus dem Hüftbeugesitz an der Sprossenwand: Körperheben | A | K | 56 | 14 |
| | 35 | Handstand mit Stütze gegen die Sprossenwand | A | K | 53 | 8 |

| Lfd. Nr. u. Gruppeneinteilung | | Der Name der Arbeit | Arbeitszweig | wirkung | Seite | Nr. |
|---|---|---|---|---|---|---|
| | | **C** | | | | |
| i | 36 | Fester Gang | — | H | 89 | 1 |
| | 37 | Freier Gang | — | F | 89 | 2 |
| | 38 | Leichter Gang | — | H | 90 | 3 |
| | 39 | Schottischhüpfen | — | G | 92 | 12 |
| j | 40 | Hochabsprung von niedrigen Geräten | — | G | 94 | 2 |
| | 41 | Laufsprung mit Armschwingen seitwärts | — | G | 94 | 3 |
| | 42 | Drehsprung | — | G | 94 | 4 |
| k | 43 | Wende — höhere Geräte breit | — | G | 94 | 5 |
| | 44 | Hocke — höhere Geräte breit | — | G | 98 | 6 |
| | 45 | Kehre als Schrägsprung | — | G | 96 | 8 |
| l | 46 | Kleiner Katzensprung | — | G | 103 | 6 |
| | 47 | Überschlag über niedrige Geräte | — | G | 103 | 7 |
| | 48 | Kopfsprung | — | G | 103 | 8 |
| | 49 | Kraftsprung | — | G | 103 | 9 |
| | 50 | Arabersprung | — | G | 103 | 10 |

## Knaben III.

| | | | | | | |
|---|---|---|---|---|---|---|
| | | **A** | | | | |
| a | 1 | Hüpfen mit Aufzehen seitwärts mit entgegengesetztem einseitig. Armschwingen seitwärts | B+A | G | 41 | 11 |
| | 2 | Mit Hüfthalte: Leichtes Fersenheben und Kniebeugen | B | G | 39 | 5 |
| | 3 | Wechselweise: Hüpfen mit gestreckten Knien mit Armstrecken aufwärts, seitwärts, vorwärts, abwärts und Hüpfen in die Grätsch- und Grundstellung mit Armschwingen seitwärts-aufwärts u. Handklappen | A+B | G | 39+40 | 1+7 |
| | 4 | Freies Armschwingen zwischen Schlag- und Seithalte im Wechsel mit Rumpfbeugen vorwärts mit Fassen oberhalb der Fußgelenke | A+L | D | 47+70 | 7+2 |
| b | 5 | Hüpfen mit Aufzehen seitwärts und vorwärts und Hüpfen in die tiefe Kniebeuge mit Armschwingen vorwärts | B | D | 41 | 11 |
| | 6 | Aus dem Grätschwinkelstand: Armschwingen zwischen Rück- und Hochhalte | A | D | 48 | 8 |

| Lfd. Nr. d. Gruppeneinteilung | | Der Name der Arbeit | Arbeitszweig | wirkung | Seite | Nr. |
|---|---|---|---|---|---|---|
| b | 7 | Armschwingen vorwärts, zur Schlaghalte, seitwärts und abwärts mit Fersenheben, Kniebeugen und Knieheben und 4 Schwünge zwischen Rück- und Hochhalte mit Fersenheben . . . . . . | A+B<br>A | G<br>D | 58<br>48 | 4<br>8 |
|  | 8 | Aus der Stützkniebeuge: Kniestrecken und Lendenbeugen im Wechsel mit freiem Armschwung zwischen Kreuz- und Flughalte im Winkelstand . . . . . . | L+A | D | 70 | 5 |
| c | 9 | Wechselweise: Freies Armschwingen zwischen Kreuz- und Flughalte und Rumpfdrehen mit einseitig. freiem Armschwung | A+S | D | 45<br>64 | 2<br>2 |
|  | 10 | Wechselweise: Freies Armschwingen vorwärts-seitwärts und im Kreis mit Fersenheben, Kniebeugen und Seitschreiten und Lendenbeugen in der Grätschstellung mit Kopfhalte . . . | A+B<br>L | G<br>D | 60<br>70 | 8<br>1 |
|  | 11 | Wechselweise: Freies Armschwingen vorwärts-seitwärts und im Kreis mit Fersenheben, Kniebeugen und Seitschreiten und Seitbeugen aus dem Ausfall seitwärts mit S-halte . . . . | A+B<br>S | G<br>D | 60<br>68 | 8<br>8 |
|  | 12 | Wechselweise: Freies Armschwingen vorwärts-seitwärts und im Kreis mit Fersenheben, Kniebeugen und Schrägvorwärtsschreiten, Armkreis rückwärts und Rumpfbeugen über dem vorderen Fuß . . . . . . . . . . . . . | A+B<br>B | G<br>D | 60<br>30 | 8<br>10 |
| d | 13 | Wechselweise: Armschwingen zwischen Rück- und Hochhalte und Rumpfbeugen mit Schlag gegen den Boden und aus der Stützkniebeuge: Hüpfen mit Grätschen und Schließen der Beine und zum Liegestütz vorlings und zurück und Strecken der Knie, Lendenbeugen und Aufrichten . . . . . . . . . | A+B | D | 48<br>28 | 9<br>5 |
|  | 14 | Aus der Grätschstellung: Strecken der Beckenhalter . . . . . . . . . | B | D | 30 | 11 |
|  | 15 | Aus dem Rumpfbeugen in der Grätschstellung: Rückenstrecken mit Armheben seitwärts . . . . . . . . . . | R | K | 84 | 1 |
|  | 16 | Aus der Stützkniebeuge: Hüpfen mit Seitstrecken der Beine . . . . . . | B | D | 28 | 4 |

| Lfb. Nr. d. Gruppen-einteilung | | Der Name der Arbeit | Arbeits- | | Seite | Nr. |
|---|---|---|---|---|---|---|
| | | | zweig | wir-kung | | |
| e | 17 | Aus dem Streckſitz: Freies Armſchwingen im Wechſel mit Rumpfbeugen vorwärts mit Faſſen um die Füße . . . . . | A+L | D | 46 70 | 4 3 |
| | 18 | Aus der Rückenlage mit Seithalte: Rumpf-beugen vorwärts mit Faſſen der Füße | V | K | 72 | 3 |
| | 19 | Aus dem Streckſitz: Rumpfbeugen vor-wärts mit Armheben aufwärts und Rückenſtrecken mit Armheben ſeitwärts-aufwärts . . . . . . . . . . . | R | K | 85 | 2 |
| | 20 | Aus der Rückenlage mit Seithalte: Kopf-ſenken vorwärts mit einſeitigem Knie-heben und Bruſtheben mit leichtem Arm- und Beinheben . . . . . . | Hs+R | K | 86 | 6 |
| | 21 | Aus der Rückenlage: Knieſtrecken mit Hilfe der Hände . . . . . . . | B | D | 33 | 15 |
| | 22 | Aus der Rückenlage: Armſtrecken auf-wärts, ſeitwärts, vorwärts, abwärts mit einſeitigem Knieheben und Vor-wärtsſtrecken . . . . . . . . | A+B | G | 58 | 1 |
| | 23 | Aus der Rückenlage mit Ringhalte: Rumpf-beugen tief vorwärts . . . . . . | V | K | 72 | 4 |
| f | 24 | Aus dem Knieliegeſtütz: Rumpfdrehen mit einſeitigem Armſchwung . . . . | S | D | 64 | 1 |
| | 25 | Aus dem Knieſtand: Fall gegen den Boden mit Armbeugen mit freiem Armſchwung beim Aufrichten . . . . | A | K | 51 | 4 |
| | 26 | Aus dem Rumpfbeugen vorwärts im Knieſitz: Rückenſtrecken mit Armheben ſeitwärts. . . . . . . . . . . | R | K | 85 | 3 |
| | 27 | Aus dem Knieſtand: Freies Armſchwingen vorwärts-ſeitwärts mit Seitſtellen eines Beines und Seitbeugen aus dieſer Stel-lung mit Scheitelhalte . . . . . . . | S | D | 68 | 9 |
| | 28 | Aus dem Knieſtand: Freies Armſchwingen vorwärts-ſeitwärts mit Vorſtellen eines Beines zum Schrittknien und aus dieſer Stellung: Rumpfbeugen vorwärts . . | B | D | 31 | 13 |
| g | 29 | Hüpfen mit Knieheben mit entgegen-geſetztem Armſchwingen vorwärts im Wechſel mit Hüpfen mit Seitſchwingen der Beine mit entgegengeſetztem freien Armſchwung . . . . . . . . . . | A+B | G | 40 | 9 |

| Lfd. Nr. d. Gruppeneinteilung | | Der Name der Arbeit | Arbeitszweig | wirkung | Seite | Nr. |
|---|---|---|---|---|---|---|
| g | 30 | Aus der Grätschstellung: Üben des Knie- und Fußgelenks durch Abschnellen vom Boden mit Seitbeugen | B | K | 36 | 4 |
|   | 31 | Aus dem Handstand mit Unterstützung: Armbeugen | A | K | 53 | 8 |
|   | 32 | Aus der Grätschstellung mit Unterstützung: Wechselbeugen der Knie | B | K | 36 | 3 |

**B**

| | | | | | | |
|---|---|---|---|---|---|---|
| h | 33 | Aus dem Strecksitz mit Fußstütze: Rückenstrecken mit Helfer | R | D | 80 | 5 |
|   | 34 | Aus dem Strecksitz mit Fußstütze: Lendenbeugen mit Helfer | L | D | 70 | 4 |
|   | 35 | Aus dem Strecksitz mit Fußstütze: Armführen mit Helfer | A | D | 49 | 12 |
|   | 36 | Aus der Rückenlage mit Scheitelhalte und Unterstützung: Rumpfdrehen durch Beinschwingen von Seite zu Seite | S | D | 66 | 5 |
|   | 37 | Aus dem Grätschfallsitz: Strecken der Hüftgelenke mit Nackenstütze (Helfer in Rückenlage) | Hs | K | 62 | 5 |
| i | 38 | Aus dem Bogenhangstand: Körperheben | A | K | 54 | 11 |
|   | 39 | Aus dem Winkelhangstand rücklings: Rückenstrecken mit Schulterstütze | R | D | 81 | 6 |
|   | 40 | Aus dem Nackenhang mit Unterstützung: Knieheben | Hs | K | 62 | 4 |
|   | 41 | Aus dem Hüftbeugehang: Körperheben | A | K | 56 | 14 |
| j | 42 | Aus dem Strecksitz mit Erfassen einer Sprosse in Reichhöhe: Spannbeuge | R | K | 88 | 9 |
|   | 43 | Aus dem Strecksitz: Lendenbeugen mit Fassen der Füße | L | D | 70 | 3 |
|   | 44 | Aus dem Streckhangstand: Einseitiges Knieheben und beiderseitiges mit Aufwärtsstrecken der Beine | V | K | 74 | 7 |
|   | 45 | Handgang | A | K | 105 | 16 |

**C**

| | | | | | | |
|---|---|---|---|---|---|---|
| k | 46 | Fester Gang | — | H | 89 | 1 |
|   | 47 | Freier Gang | — | F | 89 | 2 |
|   | 48 | Zehengang | — | H | 91 | 4 |
|   | 49 | Leichter Gang | — | H | 90 | 3 |

| Lfd.Nr.u. Gruppeneinteilung | | Der Name der Arbeit | Arbeitszweig | wirkung | Seite | Nr. |
|---|---|---|---|---|---|---|
| I | 50 | Hocke über höhere Geräte breit.... | — | G | 98 | 16 |
| | 51 | Kehre als Seitensprung Geräte breit . | — | G | 95 | 7 |
| | 52 | Diebssprung Geräte breit ...... | — | G | 98 | 19 |
| | 53 | Hoher Überschlag Geräte breit.... | — | G | 103 | 7 |
| | 54 | Kehre als Hintersprung höhere Geräte lang ............... | — | G | 97 | 13 |
| | 55 | Grätsche höhere Geräte lang..... | — | G | 97 | 15 |
| | 56 | Kleiner Katzensprung mit Flugsprung höhere Geräte lang ........ | — | G | 103 | 6 |
| m | 57 | Überschlag und Handgang — niedrige Geräte und Rollmatratze...... | — | G | 103 | 7 |
| | 58 | Überschlag und Kurzsprung ..... | — | G | 104 | 11 |
| | 59 | Kopfsprung mit Kehrthupf und Rolle rückwärts ............. | — | G | 105 | 15 |
| | 60 | Kraftsprung und Kopfsprung..... | — | G | 104 | 12 |
| | 61 | Flugsprung ............ | — | G | 104 | 11 |

## Frauen I.

### A.

| | | | | | | |
|---|---|---|---|---|---|---|
| a | 1 | Mit Hüfthalte Hüpfen mit Seitstellen der Füße ............... | B | G | 41 | 11 |
| | 2 | Mit Hüfthalte Fersenheben und Kniebeugen ............. | B | G | 39 | 5 |
| | 3 | Aus der Rückhalte wechselweise: Armschwingen vorwärts und vorwärts aufwärts ............. | A | D | 48 | 8 |
| | 4 | Hüpfen mit gestreckten Knien mit Armschwingen seitwärts, Beugen und Armschwingen abwärts ........ | B+A | G | 39 | 1 |
| b | 5 | Seitbeugen von Seite zu Seite .... | S | D | 68 | 7 |
| | 6 | Lendenbeugen mit Fassung oberhalb der Fußgelenke und hohes Rückbeugen mit Armdrehen........... | L R | + | D K | 86 | 4 |
| | 7 | Wechselweise 3 leichte Hüpfe und ein elastischer Hupf in die tiefe Kniebeuge mit Stütz der Hände auf die Knie . | B | G | 39 | 1 |

| Lfd. Nr. d. Gruppeneinteilung | | Der Name der Arbeit | Arbeits- zweig | wir- kung | Seite | Nr. |
|---|---|---|---|---|---|---|
| c | 8 | Aus der Grätschstellung mit Hüfthalte einer Hand: Rumpfdrehen mit einseitigem Armschwung | S | D | 64 | 2 |
| | 9 | Aus der Grätschstellung: Einseitiges Strecken der Beckenhalter . . . . . . | B | D | 30 | 10 |
| | 10 | Aus der Grätschstellung: Freies Armschwingen . . . . . . . . . . . . | A | D | 45 | 2 |
| | 11 | Kräftiges Kopfsenken vorw. und rückw. . | Hs | D | 61 | 2 |
| | 12 | Armstrecken aufwärts, vorw. und abw. . | A | G | 58 | 1 |
| | 13 | Mit Hüfthalte: Hüpfen mit Seitschwingen der Beine . . . . . . . . . . | B | G | 40 | 8 |
| d | 14 | Aus der Rückenlage mit Ringhalte: Rumpfbeugen vorwärts . . . . . . . | V | K | 72 | 4 |
| | 15 | Aus der Rückenlage: Einseitiges Kniestrecken mit Hilfe der Hände . . . | B | D | 33 | 15 |
| | 16 | Aus dem Rumpfbeugen vorwärts im Strecksitz mit Kopfhalte: Rückenstrecken | R | K | 85 | 2 |
| | 17 | Aus der Rückenlage wechselweise: Ein- und beiderseitiges Knieheben und Strecken . . . . . . . . . . | B | G | 43 | 17 |
| | 18 | Im Strecksitz: Armschwingen zwischen Kreuz- und Flughalte . . . . . | A | D | 46 | 4 |
| e | 19 | Aus dem Knieliegestütz: Rumpfdrehen mit einseitigem Armschwung . . . . | S | D | 64 | 1 |
| | 20 | Aus dem Kniestand: Wechselweises Armschwingen vorwärts—rückwärts und vorwärts—aufwärts—rückwärts . . | A | D | 48 | 8 |
| | 21 | Aus dem Rumpfbeugen vorwärts im Kniesitz mit Rückfalthalte: Rückenstrecken . . . . . . . . . . | R | K | 85 | 3 |
| | 22 | Aus dem Knieliegestütz mit Hand auf Hand: Armbeugen . . . . . . . | A | K | 50 | 1 |
| | 23 | Aus dem Stand mit Beugehalte: Hüpfen mit Aufzehen seitwärts und entgegengesetztem Seitstrecken der Arme . . . | B+A | G | 41 | 11 |
| | 24 | Mit Hüfthalte Fersenheben und langsames tiefes Kniebeugen . . . . . . | B | K | 36 | 1 |

B

| | | | | | | |
|---|---|---|---|---|---|---|
| f | 25 | Aus dem Grätschwinkelhangstand: Körperheben mit Helfer . . . . . . | A | K | 54 | 9 |
| | 26 | Aus dem Kniesitz mit Griff an einer Sprosse: Rückenstrecken mit Helfer . . | R | D | 79 | 3 |

| Lfd. Nr. u. Gruppen-einteilung | | Der Name der Arbeit | Arbeits- zweig | Arbeits- wirkung | Seite | Nr. |
|---|---|---|---|---|---|---|
| f | 27 | Aus dem Rumpfbeugen vorwärts im Stande rücklings mit Fassen einer Sprosse: Strecken der Beckenhalter .. | B | D | 34 | 19 |
| g | 28 | Aus dem Grätschwinkelhangstand: Rückenstrecken mit Helfer . . . . . . . . | R | D | 80 | 4 |
| | 29 | Aus dem Strecksitz: Rumpfbeugen vorwärts mit Helfer . . . . . . . . . | L | D | 70 | 4 |
| | 30 | Aus dem Liegen rücklings mit Fußstütze und Ringhalte: Rumpfbeugen vorwärts | V | K | 72 | 2 |
| | 31 | Aus dem Bogenhangstand: Körperheben mit Helfer . . . . . . . . . . . . | A | K | 54 | 11 |
| | | C | | | | |
| h | 32 | Freier Gang . . . . . . . . . . . . | — | F | 89 | 2 |
| | 33 | Fester Gang . . . . . . . . . . . . | — | H | 89 | 1 |
| | 34 | Lauf . . . . . . . . . . . . . . . | — | F | 92 | 10 |
| | 35 | Leichter Gang . . . . . . . . . . . | — | H | 90 | 3 |
| i | 36 | Hochsprung über niedrige Geräte breit. | — | G | 94 | 1 |
| | 37 | Laufsprung über niedrige Geräte breit. | — | G | 94 | 3 |
| | 38 | Aufhocken zum Stand auf höhere Geräte breit | — | G | 96 | 10 |
| | 39 | Wende über höhere Geräte breit . . . | — | G | 94 | 5 |
| | 40 | Pfingstreihen . . . . . . . . . . . | — | G | 56 | 23[1] |
| | 41 | Das Vergnügen der Mädchen. . . . . | — | G | 28 | 20[2] |

## Frauen II.

| | | A | | | | |
|---|---|---|---|---|---|---|
| a | 1 | Gehen auf der Stelle mit natürlichem Armschwingen vorwärts — rückwärts | B+A | G | — | — |
| | 2 | Hüpfen mit einseitigem Knieheben und entgegengesetztem einseitigem Armschwingen . . . . . . . . . . . . | A+B | G | 40 | 9 |
| | 3 | In der Grätschstellung: Freies Armschwingen . . . . . . . . . . . . | A | D | 45 | 2 |
| | 4 | Leichtes Hüpfen mit Armstrecken aufwärts, seitwärts, vorwärts und abwärts . . | B+A | G | 39 | 1 |

1) Aus: „Kommt zum Tanz", Volkstänze und freie Tänze von Anna Sievers u. Karl Wahlstedt, Verlag B. G. Teubner, Leipzig.

2) Aus: „Heisa Hopsa!" Volkstänze von Ane Iversen und Anna Sievers, Verlag Georg D. W. Callwey, München.

| Lfd. Nr. u. Gruppen-einteilung | | Der Name der Arbeit | Arbeits- | | Seite | Nr. |
|---|---|---|---|---|---|---|
| | | | zweig | wir-kung | | |
| b | 5 | Aus der Rückhalte wechselweises Arm-schwingen vorwärts — aufwärts, links, rechts und mit beiden Armen mit ent-gegengesetztem Beinschwingen rückwärts und Fersenheben . . . . . . . . . | A | D | 46 | 6 |
| | 6 | Beinschwingen vorwärts — rückwärts mit 4 Hüpfen auf dem andern Fuß und Armschwingen vorwärts — rückwärts . | B+A | G | 42 | 13 |
| | 7 | Im Grätschwinkelstand: Armschwingen vorwärts — aufwärts und rückwärts . | A | D | 48 | 8 |
| | 8 | Aus der Stützkniebeuge: Kniestrecken und Lendenbeugen . . . . . . . . . . | L | D | 70 | 5 |
| c | 9 | Aus der Grätschstellung mit Schlaghalte: Rumpfdrehen mit einseitigem Arm-schlag . . . . . . . . . . . . | S | D | 66 | 3 |
| | 10 | Aus der Grätschstellung: Einseitiges Strecken der Beckenhalter, 4 mal über jedem Bein . . . . . . . . . . | B | D | 30 | 10 |
| | 11 | Hüpfen mit Aufzehen seitwärts und Hüpfen mit gestreckten Knien im Wechsel | B | G | 41 | 11 |
| | 12 | Mit Aufzehen seitwärts und S-halte: Seitbeugen . . . . . . . . . . . | S | D | 67 | 6 |
| | 13 | Lendenbeugen mit Fassung oberhalb der Fußgelenke und Rückenstrecken mit Arm-heben seitwärts und Handdrehen . . | L+D R+K | | 86 | 4 |
| d | 14 | Aus der Stützkniebeuge: Hüpfen mit wechselweisem Seitstrecken der Beine . | B | D | 28 | 4 |
| | 15 | Im Strecksitz: freier Armschlag . . . . | A | D | 47 | 7 |
| | 16 | Aus dem Strecksitz: Kniestrecken mit Hilfe der Hände mit Kopfsenken vorwärts. | B+Hs | D | 33 | 15 |
| | 17 | Aus dem Strecksitz: Rumpfbeugen tief vor-wärts und Heben zum Seitliegestütz mit Armheben seitwärts — aufwärts . . . | S | K | 69 | 12 |
| e | 18 | Aus der Rückenlage mit Seithalte: Kopf-beugen vorwärts mit Riftbeugen wech-selnd mit Brustheben mit Riftstrecken. | Hs+R | K | 86 | 6 |
| | 19 | Aus der Rückenlage mit Seithalte: Rumpf-beugen vorwärts mit Fassen der Füße | V | K | 72 | 3 |
| | 20 | Aus dem Strecksitz: Rumpfbeugen tief vor-wärts mit Armheben aufwärts und Rückenstrecken mit Armheben seitwärts — aufwärts . . . . . . . . . . | R | K | 85 | 2 |

| Lfd.Nr.u. Gruppen- einteilung | | Der Name der Arbeit | Arbeits- | | Seite | Nr. |
|---|---|---|---|---|---|---|
| | | | zweig | wir- kung | | |
| e | 21 | Im Kniestand: Freies Armschwingen | A | D | 45 | 2 |
| | 22 | Aus dem Knieliegestütz mit Hand auf Hand: Armbeugen mit einseitigem Beinheben | A | K | 50 | 1 |
| f | 23 | Aus der Bauchlage: Hohes Rückbeugen mit Kniebeugen und Armheben seit- wärts | R | K | 86 | 5 |
| | 24 | Aus dem Bogenliegen vorlings: Fassen der Füße und Armbeugen | R | D | 83 | 10 |
| | 25 | Aus der Bauchlage: Ein- und beider- seitiges Fuß- und Kniebeugen | B | G | 44 | 19 |
| | 26 | Aus der Stützkniebeuge: Fortgesetztes Hüpfen zum Liegestütz vorlings | V | K | — | — |
| | 27 | Freies Armschwingen vorwärts – seit- wärts mit Seitschreiten | A+B | G | 60 | 8 |
| | 28 | Mit Hüfthalte Hüpfen mit Aufzehen seit- wärts und elastisches Hüpfen in die Kniebeuge mit Stütz der Hände auf die Knie | B | G | 41 | 11 |

B

| | | | | | | |
|---|---|---|---|---|---|---|
| g | 29 | Aus dem Grätschwinkelhangstand: Körper- heben | A | K | 54 | 9 |
| | 30 | Aus dem Grätschwinkelhangstand: Rücken- strecken mit Helfer | R | D | 80 | 4 |
| | 31 | Aus der Rückenlage mit Griff an der Sprosse: Brustheben mit Helfer | R | D | 77 | 2 |
| | 32 | Aus der Rückenlage mit Griff an der Sprosse und Fußstütze: Kniestrecken | B | D | 34 | 20 |
| | 33 | Aus dem Hochliegestütz mit Hand auf Hand: Armbeugen | A | K | 50 | 2 |
| h | 34 | Aus dem Hangstand: Ein- und beidseitiges hohes Knieheben | V | K | 74 | 7 |
| | 35 | Aus dem Bogenhangstand: Körperheben | A | K | 54 | 11 |
| | 36 | Aus dem Rumpfbeugen vorwärts im Stande rücklings mit Griff um eine Sprosse: Strecken der Beckenhalter | B | D | 34 | 19 |
| | 37 | Aus dem Hangstand: Rückenstrecken mit Schulterstütze | R | D | 81 | 6 |
| | 38 | Aus dem Hang: Hohes Knieheben | V | K | 74 | 8 |

| Lfd. Nr. u. Gruppeneinteilung | | Der Name der Arbeit | Arbeits- | | Seite | Nr. |
|---|---|---|---|---|---|---|
| | | | zweig | wirkung | | |
| | | **C** | | | | |
| i | 39 | Fester Gang . . . . . . . . . . | — | H | 89 | 1 |
| | 40 | Freier Gang mit Haltmachen und Wendungen | — | G | 92 | 9 |
| | 41 | Wiegegang . . . . . . . . . . | — | G | — | — |
| | 42 | Lauf mit Schrittwechsel auf jedem dritten Schritt. . . . . . . . . . . . . | — | G | 92 | 11 |
| | 43 | Gehen seitwärts . . . . . . . . . | — | H | 91 | 5 |
| j | 44 | Hochsprung mit bestimmtem Anlauf und Absprung über niedrige Geräte breit | — | G | 94 | 1 |
| | 45 | Laufsprung mit Armschwingen vorwärts über niedrige Geräte breit . . . . | — | G | 94 | 3 |
| | 46 | Aufhocken zum Stand auf höhere Geräte breit . . . . . . . . . . . . . | — | G | 96 | 10 |
| | 47 | Wende über höhere Geräte breit . . . | — | G | 94 | 5 |
| | 48 | Kehre als Seitensprung über höhere Geräte breit . . . . . . . . . . . | — | G | 95 | 7 |
| | 49 | Schwäbischer Ländler . . . . . . . | — | G | 43 | 28[1] |
| | 50 | Februarschnee. . . . . . . . . . | — | G | 64 | 25[2] |

## Frauen III.

| | | **A** | | | | |
|---|---|---|---|---|---|---|
| a | 1 | Mit Hüfthalte Hüpfen mit Aufzehen seitwärts und vorwärts . . . . . . . | B | G | 41 | 11 |
| | 2 | Armschwingen aus der Rückhalte, wechselweise vorwärts und vorwärts — aufwärts . . . . . . . . . . . . . | A | D | 48 | 8 |
| | 3 | Wechselweise Hüpfen mit Kniehben und mit Seitschwingen der Beine . . . . | B | G | 40 | 9 |
| | 4 | Freier Armschlag . . . . . . . . . | A | D | 47 | 7 |
| | 5 | Armschwingen vorwärts — seitwärts . . | A | G | 60 | 8 |

1) Aus: "Heisa Hopsa!" Volkstänze von Ane Iversen und Anna Sievers, Verlag Georg D. W. Callwey, München.
2) Aus: "Kommt zum Tanz", Volkstänze und freie Tänze von Anna Sievers u. Karl Wahlstedt, Verlag B. G. Teubner, Leipzig.

| Lfd.Nr. u. Gruppen-einteilung | | Name der Arbeit | Arbeits- zweig | wir- kung | Seite | Nr. |
|---|---|---|---|---|---|---|
| b | 6 | Hüpfen mit Unterschenkelheben, Hacken- und Zehenstütz (Aufzehen) vorwärts. (3 Hüpfe auf dem andern Fuß) | B | G | 41 | 11 |
| | 7 | Freies Armschwingen mit Seitschreiten | A | D | 45 | 2 |
| | 8 | Aus der Grätschstellung mit Hüftfassen einer Hand: Rumpfdrehen mit einseitigem Armschwung | S | D | 64 | 2 |
| | 9 | Aus der Stützkniebeuge: Kniestrecken und Lendenbeugen, Aufrichten zum Winkelstand und freies Armschwingen | L+A | D | 70 | 5 |
| c | 10 | Fersenheben, Kniebeugen und Knieheben mit Armschwingen rückwärts und vorwärts | B | G | 39 | 5 |
| | 11 | Aus der Grätschstellung mit Hüfthalte einer Hand wechselweises Armkreisen und beiderseitiges Armschwingen aus der Rück- zur Vorhalte und aus der Rück- zur Hochhalte | A | D | 45 48 | 1 + 8 |
| | 12 | Aus dem Ausfall seitwärts mit S-halte: Seitbeugen | S | D | 68 | 8 |
| | 13 | Aus der Grätschstellung: Einseitiges tiefes Kniebeugen mit Stütz der Hände auf den Boden | B | K | 36 | 3 |
| | 14 | Aus dem Grätschwinkelstand mit Kopfhalte: Rumpfbeugen vorwärts | L | D | 70 | 1 |
| d | 15 | Hüpfen in die Grätsch- und Grundstellung und Zwischenhupf mit ein- und beiderseitigem Armschwingen seitwärts, Armbeugen und Abwärtsstrecken | B+A | G | 40 | 7b |
| | 16 | Aus dem Strecksitz wechselweise: Freies Armschwingen und Rumpfbeugen vorwärts mit Fassen der Füße | A+L | D | 46 | 4 |
| | 17 | Aus der Rückenlage mit Seithalte: Wechselweises Kopfheben mit einseitigem Knieheben und Brustheben | Hs+R | K | 86 | 6 |
| | 18 | Aus der Rückenlage: Kniestrecken mit Hilfe der Hände | B | D | 33 | 15 |
| e | 19 | Aus der Rückenlage mit Seithalte: Rumpfbeugen vorwärts mit Fassen der Füße | V | K | 72 | 3 |
| | 20 | Aus dem Rumpfbeugen vorwärts im Strecksitz mit Hochhalte: Rückenstrecken mit Armheben seitwärts aufwärts | R | K | 85 | 2 |

| Lfd. Nr. u. Gruppen-einteilung | | Der Name der Arbeit | Arbeits- | | Seite | Nr. |
|---|---|---|---|---|---|---|
| | | | zweig | wir-kung | | |
| e | 21 | Aus der Rückenlage: Einseitiges Knie-heben und Strecken mit Armstrecken aufwärts und abwärts und seitwärts und abwärts . . . . . . . . . . | B+A | G | 43 | 17 |
| | 22 | Aus dem Hocksitz: Ein- und beiderseitiges Kniestrecken mit Hilfe der Hände . . | B | G | 45 | 22 |
| f | 23 | Aus dem Kniestand: Armschwingen vor-wärts — seitwärts mit Seitstellen der Füße . . . . . . . . . . . . | A+B | G | 60 | 8 |
| | 24 | Aus dem Schrittknien seitwärts mit Scheitelhalte: Seitbeugen . . . . . . | S | D | 68 | 9 |
| | 25 | Aus dem Knieliegestütz: Einseitiges Arm-beugen mit Hüfthalte der freien Hand | A | K | 50 | 1 |
| | 26 | Aus dem Rumpfbeugen vorwärts im Kniesitz mit Rückfalthalte: Rückenstrecken mit Seitheben der Arme . . . . . | R | K | 85 | 3 |
| g | 27 | Im Kniestand: Freies Armschwingen . . | A | D | 45 | 2 |
| | 28 | Fersenheben und Kniebeugen mit Arm-schwingen zwischen Kreuz- und Flughalte | A | D | 46 | 5 |
| | 29 | Lendenbeugen mit Fassen oberhalb der Fußgelenke und hohes Rückenstrecken mit Armführen senkrecht aufwärts, seitwärts abwärts . . . . . . . . | R | K | 86 | 4 |
| | 30 | Hüpfen mit Aufzehen seitwärts und vor-wärts und elastisches Hüpfen in die tiefe Kniebeuge mit Armschwingen vorwärts | B | G | 41 | 11 |

B

| | | | | | | |
|---|---|---|---|---|---|---|
| h | 31 | Aus dem Strecksitz mit Fußstütze: Rücken-strecken mit Helfer . . . . . . . . | R | D | 80 | 5 |
| | 32 | Aus dem Strecksitz: Rumpfbeugen vor-wärts mit Helfer . . . . . . . . | L | D | 70 | 4 |
| | 33 | Aus dem Strecksitz: Armführen mit Helfer | A | D | 49 | 12 |
| | 34 | Aus dem Kniesitz mit Griff um eine Sprosse: Rückenstrecken . . . . . . | R | D | 79 | 3 |
| | 35 | Aus dem Grätschwinkelhang: Körperheben | A | K | 54 | 10 |
| | 36 | Aus dem Winkelliegen mit Fußstütze auf einer der unteren Sprossen: Rumpf-beugen vorw. mit Fassen einer Sprosse | V | K | 74 | 6 |
| i | 37 | Aus dem Hüftbeugesitz an der Sprossen-wand: Körperheben . . . . . . . . | A | K | 56 | 13 |
| | 38 | Aus der Rückenlage mit Fassen einer Sprosse: Brustheben . . . . . . . . | R | K | 87 | 7 |

| Lfd. Nr. u. Gruppen-einteilung | Der Name der Arbeit | Arbeits- zweig | wir- kung | Seite | Nr. |
|---|---|---|---|---|---|
| i | 39 Aus der Grätſchſtellung: Fallen gegen die Sproſſenwand mit gebeugten Armen | A | K | 52 | 5 |
| | 40 Aus dem Winkelhangſtand: Spannbeuge mit Helfer | R | K | 87 | 8 |
| | 41 Aus dem Winkelhang: Beinheben zum Hüftbeugehang mit Helfer und lang- ſames Beinſenken | V | K | 74 | 8 |
| | **C** | | | | |
| j | 42 Freier Gang und Zehengang im Wechſel | — | H | 91 | 4 |
| | 43 Gang mit Viertel- und halben Drehungen und Haltmachen | — | G | 92 | 9 |
| | 44 Schottiſchgang | — | G | 91 | 6 |
| | 45 Gehen ſeitwärts mit Drehung zum Zehen- gang rückwärts | — | H | 91 | 5 |
| | 46 Schottiſchhüpfen | — | F | 92 | 12 |
| k | 47 Laufſprung mit Armſchwingen ſeitwärts über niedrige Geräte breit | — | G | 94 | 3 |
| | 48 Drehſprung über niedrige Geräte breit | — | G | 94 | 4 |
| | 49 Hochabſprung niedrige Geräte breit | — | G | 94 | 2 |
| | 50 Kehre als Schrägſprung über höhere Ge- räte ſchräg | — | G | 96 | 8 |
| | 51 Kehre als Seitenſprung über höhere Ge- räte breit | — | G | 95 | 7 |
| | 52 Kehre als Hinterſprung über höhere Ge- räte lang | — | G | 97 | 13 |
| | 53 Oſtgötatanz | — | G | 44 | 29[1] |
| | 54 Magſt du mich wohl leiden? | — | G | 35 | 14[2] |

## Frauen IV.

| | | A | | | |
|---|---|---|---|---|---|
| a | 1 Hüpfen mit Seitſchwingen der Beine mit entgegengeſetztem freien Armſchwung | A+B | G | 40 | 8 |
| | 2 Hüpfen mit einſeitigem Knieheben mit Armſchwingen vorwärts — ſeitwärts | A+B | G | 40 | 9 |

1) Aus: „Heiſa Hopſa!" Volkstänze von Ane Iverſen und Anna Sievers, Verlag Georg D. W. Callwey, München.
2) Aus: „Kommt zum Tanz", Volkstänze und freie Tänze von Anna Sievers u. Karl Wahlſtedt, Verlag B. G. Teubner, Leipzig.

| Lfd.Nr.u. Gruppeneinteilung | | Der Name der Arbeit | Arbeitszweig | wirkung | Seite | Nr. |
|---|---|---|---|---|---|---|
| a | 3 | Freier Armschlag im Wechsel mit Lendenbeugen | A+L | D | 47 | 7 |
| a | 4 | Armschwingen vorwärts — seitwärts und im Kreis mit Seitschreiten | A+B | D | 60 | 8 |
| a | 5 | Hüpfen mit Unterschenkelheben, Hacken und Zehenstütz vorwärts | B | G | 142 | 6 |
| b | 6 | Hüpfen mit Aufzehen seitwärts und vorwärts und Knieheben mit Armstrecken seitwärts und vorwärts aus der Beugehalte | B+A | G | 42 | 14 |
| b | 7 | Aus dem Grätschwinkelstand mit Rückhalte: Armschwingen vorwärts und vorwärts — aufwärts im Wechsel mit einseitigem Armkreisen aus der Grätschstellung mit Hüfthalte einer Hand | A | D | 48 | 8 |
| b | 8 | Fersenheben und Kniebeugen mit beider-, ein- und ungleichseitigem Armstrecken aufwärts, seitwärts, vorwärts und abwärts | B+A | G | 39 | 5 |
| b | 9 | Lendenbeugen mit Fassen oberhalb der Fußgelenke und hohes Rückbeugen mit Armdrehen | R | K | 86 | 4 |
| c | 10 | Mit Aufzehen seitwärts: Seitbeugen, im Wechsel 4 mal nach jeder Seite | S | D | 67 | 6 |
| c | 11 | Aus der Grätschstellung wechselweise: Freies Armschwingen und Rumpfdrehen mit einseitigem freien Armschwung | A+S | D | 45 64 | +2 2 |
| c | 12 | Hackenschritte (1 Hupf mit gestreckten Knien, Aufstellen der linken Hacke vorwärts, den linken Fuß zur Grundstellung, Hüpfen mit gestreckten Knien, die rechte Hacke vorwärts, Grundstellung usf.) mit Armbeugen und Strecken aufwärts, seitwärts, vorwärts, abwärts | B+A | G | — | — |
| c | 13 | Armschwingen vorwärts — seitwärts mit Anhalten eines Armes in jeder 4. Taktzeit | A | G | 60 | 8 |
| c | 14 | Beinschwingen vorwärts und rückwärts mit Armschwingen und Handklappen | A+B | G | 43 | 16 |

Buth, Grundgymnastik. 7. Aufl.

| Lfd.Nr.u. Gruppeneinteilung | | Der Name der Arbeit | Arbeitszweig | wirkung | Seite | Nr. |
|---|---|---|---|---|---|---|
| d | 15 | Lendenbeugen mit Fassen oberhalb der Fußgelenke und hohes Rückenstrecken mit Armführen senkrecht aufrecht — seitwärts — abwärts und wechselweises einseitiges Armführen mit entgegengesetztem einseitigen Knieheben und Vorwärtsstrecken . . . . . . . . . | $R+V$ $\overset{L}{+}\overset{D}{K}$ | | 86 | 4 |
| | 16 | Aus der Stützkniebeuge: Kniestrecken und Lendenbeugen, Aufrichten zum Winkelstand und freies Armschwingen . . . | $L+A$ | D | $\overset{70}{46}+\overset{5}{3}$ | |
| | 17 | Fersenheben, Kniebeugen und Knieheben mit freiem Armschwingen . . . . . | A | D | 46 | 5 |
| | 18 | Hüpfen in die Grätsch- und Grundstellung und Zwischenhupf mit Armschwingen seitwärts, Beugen und Aufwärtsstrecken, Armschwingen seitwärts, Beugen und Abwärtsstrecken . . . . . . . . . | $B+A$ | G | 40 | 7b |
| e | 19 | Aus dem Rumpfbeugen tief vorwärts im Strecksitz mit Hochhalte wechselweise: Rückenstrecken mit Armheben seitwärts — aufwärts und Rumpfsenken zur Rückenlage mit Seithalte . . . . . | $R+V$ | K | 85 | 2 |
| | 20 | Im Strecksitz: Freies Armschlagen . . . | A | D | 47 | 7 |
| | 21 | Aus der Rückenlage mit wechselweisem Knieheben und Heben der Arme wechselweise zur Vor- und Seithalte: Beugen der Hand- und Fußgelenke gegen- und voneinander . . . . . . . . . . | $B+A$ | G | 45 | 21 |
| | 22 | Aus dem tiefen Rumpfbeugen vorwärts mit Hochhalte im Strecksitz: Wechselweises hohes Rückbeugen mit Armdrehen und Heben zum Seitliegestütz mit Seitwärtsaufwärtsheben des freien Armes . . . . . . . . . . . . | $R+S$ | K | 69 | 12 |
| | 23 | Aus der Winkelrückenlage mit unter dem Gesäß gefalteten Händen: Ein- und beiderseitiges Beugen und Strecken der Fuß- und Kniegelenke . . . . . . | B | G | 44 | 18 |
| | 24 | Aus der Rückenlage mit gefalteten Händen unterhalb eines gehobenen Knies wechselweise: Kopfsenken vorwärts und Brustheben . . . . . . . . . . | $R+Hs$ | K | 86 | 6 |

| Lfd. Nr. u. Gruppeneinteilung | | Der Name der Arbeit | Arbeits- zweig | wir- kung | Seite | Nr. |
|---|---|---|---|---|---|---|
| f | 25 | Aus dem Hocksitz: Beiderseitiges Kniestrecken, abwechselnd mit Hilfe der Hände und mit Seitheben der Arme | B | G | 45 | 22 |
| | 26 | Aus dem Knieliegestütz mit Hand auf Hand wechselweise: Armbeugen und Kniestrecken zum Winkelliegestütz . . | A | K | 50 53 | 1 + 7 |
| | 27 | Aus dem Rumpfbeugen vorwärts im Kniesitz: Rückenstrecken mit Seitheben der Arme . . . . . . . . . . . . | R | K | 85 | 3 |
| | 28 | Aus dem Kniestand: Armschwingen vorwärts — seitwärts mit Seitstellen eines Fußes und Heben der Arme zur S-halte und Seitbeugen . . . . . . . | S | D | 68 | 9 |
| | 29 | Aus dem Kniestand: Armschwingen vorwärts — seitwärts, Vorstellen eines Fußes zum Schrittknien und tiefes Vorwärtsbeugen mit Kniestrecken . . | B | D | 31 | 13 |
| g | 30 | Wechselweise Hüpfen mit Knieheben mit Armschwingen vorwärts — seitwärts und Hüpfen mit Seitschwingen der Beine mit entgegengesetztem freien Armschwung . . . . . . . . . . . . | B+A | G | 40 | 9 |
| | 31 | Knieheben mit wechselweisem Armheben zur Vor- und Seithalte und Beugen und Strecken der Hand- und Fußgelenke. Das Wechseln geschieht durch Armschwingen vorwärts — seitwärts und Gang vorwärts und rückwärts . | A+B | G | 58 | 2 |
| | 32 | Mit Hüfthalte schnelles Fersenheben und wechselweise leichtes und tiefes Kniebeugen . . . . . . . . . . . . | B | D | 28 | 3 |
| | | **B** | | | | |
| h | 33 | Aus dem Hocksitz an der Sprossenwand: Rückenstrecken mit Helfer . . . . . | R | D | 82 | 9 |
| | 34 | Aus dem Strecksitz: Rumpfbeugen vorwärts mit Helfer . . . . . . . . | L | D | 70 | 4 |
| | 35 | Aus dem Grätschwinkelstand an der Sprossenwand: Rückenstrecken mit Helfer . | R | D | 77 | 1 |
| | 36 | Aus dem Grätschwinkelhangstand: Körperheben mit Helfer . . . . . . . | A | K | 54 | 9 |

10*

| Lfd.Nr.u. Gruppeneinteilung | | Der Name der Arbeit | Arbeits- zweig | wir- kung | Seite | Nr. |
|---|---|---|---|---|---|---|
| i | 37 | Aus der Spannbeuge: Rückenstrecken mit Schulterstütze . . . . . . . . . . . . | R | D | 81 | 6 |
| | 38 | Aus dem Hang: Hohes Knieheben und Strecken mit langsamem Senken . . . | V | K | 74 | 8 |
| | 39 | Aus dem Winkelhangstand: Spannbeuge | R | K | 88 | 9 |
| j | 40 | Aus dem Fallhangstand: Körperheben mit Helfer . . . . . . . . . . . . | A | K | 56 | 15 |
| | 41 | Aus dem Hang mit Kammgriff: Felg- aufzug . . . . . . . . . . . . . | V+A | K | 58 | 17 |
| | 42 | Aus dem Hang mit Ristgriff: Körper- heben mit Helfer . . . . . . . . | A | K | 58 | 16 |
| | | C | | | | |
| k | 43 | Freier Gang auf dem Querbalken in Kniehöhe . . . . . . . . . . . . | — | G | 89 | 2 |
| | 44 | Gehen seitwärts auf dem Querbalken in Kniehöhe . . . . . . . . . . . . | — | G | 91 | 5 |
| | 45 | Gehen mit Knieheben und Beinschwingen; Querbalken in Kniehöhe . . . . . . | — | G | — | — |
| | 46 | Schaukelsprung an 2 Tauen zum Stand auf dem Querbalken in Kniehöhe . . | — | G | 101 | 24 |
| | 47 | Schaukelsprung an 2 Tauen zum Knie- hang am Querbalken in Brusthöhe . | — | G | 100 | 22 |
| | 48 | Schaukelsprung an 2 Tauen zum Sitz auf dem Querbalken in Brusthöhe (Tief- sprung abwärts) . . . . . . . . . | — | G | 99 | 20 |
| | 49 | Lauf mit Kehrt und Lauf rückwärts . . | — | G | 92 | 10 |
| | 50 | Freier Gang, Zehengang und Gang seit- wärts . . . . . . . . . . . . . | — | G | — | — |
| l | 51 | Aufhocken zum Stand und sofortiger Nie- dersprung höhere Geräte breit . . . | — | G | 96 | 11 |
| | 52 | Hocke höhere Geräte breit . . . . . . | — | G | 98 | 16 |
| | 53 | Diebssprung höhere Geräte breit . . . | — | G | 98 | 19 |
| | 54 | Kehre als Schrägsprung höhere Geräte schräg . . . . . . . . . . . . . | — | G | 96 | 8 |
| | 55 | Kehre als Seitensprung höhere Geräte breit | — | G | 95 | 7 |
| | 56 | Kehre als Hintersprung höhere Geräte lang . . . . . . . . . . . . . . | — | G | 97 | 13 |
| | 57 | Klein Rosa . . . . . . . . . . . . | — | G | 39 | 16[1] |
| | 58 | Polketter . . . . . . . . . . . . . | — | G | 76 | 28[1] |

[1] Aus: „Kommt zum Tanz", Volkstänze und freie Tänze von Anna Sievers u. Karl Wahlstedt, Verlag B. G. Teubner, Leipzig.

## Frauen V.

| Lfd. Nr. u. Gruppeneinteilung | | Der Name der Arbeit | Arbeits- zweig | wir- kung | Seite | Nr. |
|---|---|---|---|---|---|---|
| | | **A** | | | | |
| a | 1 | Gehen am Ort mit Armschwingen im Wechsel mit .......... | A+B | G | — | — |
| | 2 | Seitschreiten mit 4 einseitigen Armkreisen | A | D | 45 | 1 |
| | 3 | Hüpfen mit Knieheben im Wechsel mit Hüpfen mit Seitschwingen der Beine, beides mit entgegengesetztem einseitigen Armschwung .......... | A+B | G | 40 | 9 |
| | 4 | Im Wechsel: 3 freie Armschläge, 2 Schwünge vorwärts — seitwärts, 4 mal Lendenbeugen und aus der Stützkniebeuge Kniestrecken und Lendenbeugen mit freiem Armschwingen im Winkelstand | A+L | D | 47 60 70 | 7 8 5 |
| b | 5 | Armschwingen vorwärts — seitwärts mit Seitschreiten und Rumpfdrehen mit einseitigem freien Armschwung ... | S | D | 60 64 | +8 2 |
| | 6 | Wechselweise kleine Armschwünge vorwärts und kräftige vorwärts — aufwärts und Kniestrecken mit Hilfe der Hände mit Kopfsenken vorwärts .. | A+B | D | 48 33 | +8 15 |
| | 7 | Fersenheben und Kniebeugen mit beider-, ein- und ungleichseitigem Armstrecken aufwärts, seitwärts, vorwärts und abwärts .......... | A+B | G | 58 | 1 |
| | 8 | Lendenbeugen mit Fassen oberhalb der Fußgelenke und hohes Rückenstrecken wechselweise mit Armführen senkrecht aufwärts — seitwärts — abwärts und Armdrehen .......... | R | K | 86 | 4 |
| c | 9 | Wechselweise Armschwingen vorwärts — seitwärts mit Fersenheben und Kniebeugen und Seitbeugen mit Eßhalte und Aufzehen seitwärts im Wechsel mit | S | D | 67 | 6 |
| | 10 | wechselweisem Armschwingen vorwärts — seitwärts mit Fersenheben und Kniebeugen und Lendenbeugen vorwärts mit Fassen oberhalb der Fußgelenke . | B+L | D | 60 70 | +8 2 |
| | 11 | Wechselweise aus der Stützkniebeuge Kniestrecken und Lendenbeugen, Aufrichten zum Winkelstand und Armschwingen | | | | |

— 150 —

| Lfd.Nr.u. Gruppeneinteilung | | Der Name der Arbeit | Arbeitszweig | wirkung | Seite | Nr. |
|---|---|---|---|---|---|---|
| c | | rückwärts — aufwärts, einseitiges Knieheben mit Armschwingen vorwärts — seitwärts und Beinschwingen rückwärts mit Armschwingen abw. — vorw. — aufwärts und vorw. — abw. — seitwärts. | B+A | D | 70 | 5 |
| d | 12 | Hüpfen in die Grätsch- und Grundstellung mit Zwischenhupf mit Armschwingen seitwärts, Armbeugen und Aufwärtsstrecken, Schwingen seitwärts, Beugen und Vorwärtsstrecken, Schwingen seitwärts, Beugen und Abwärtsstrecken . | B+A | G | 40 | 7b |
| | 13 | Fersenheben, leichte Kniebeugen und Knieheben mit freiem Armschwung . . . | A | D | 46 | 5 |
| | 14 | Hüpfen mit Beinschwingen vorwärts und rückwärts mit Armschwingen vorwärts — seitwärts . . . . . . . . . . . . | B+A | G | 42 | 13 |
| | 15 | Aus dem Rumpfbeugen vorwärts mit Hochhalte im Strecksitz wechselweise: Hohes Rückbeugen mit Armdrehen und Heben zum Seitliegestütz mit einseitigem Armheben seitwärts — aufwärts . . . | R+S | K | 69 | 12 |
| e | 16 | Aus der Rückenlage: Kniestrecken mit Hilfe der Hände mit Kopfsenken vorwärts. | B Hs + D K | | 33 | 15 |
| | 17 | Aus der Rückenlage: Armschwingen vorwärts, Beugen zur Schlaghalte, Armschlagen und Abwärtsschwingen mit einseitigem Knieheben und Vorwärtsstrecken. . . . . . . . . . . . | A+B | G | 43 | 17 |
| | 18 | Aus der Rückenlage mit Seithalte wechselweise: Kopfsenken vorwärts und Brustheben mit Ristbeugen und Strecken . | Hs+R | K | 86 | 6 |
| | 19 | Aus der Rückenlage mit Seithalte: Heben zum Winkelsitz und darin Beugen und Strecken der Hand- und Fußgelenke . | V A+B + K G | | 72 58 + | 5 2 |
| f | 20 | Aus dem Knieliegestütz mit Hand auf Hand: Armbeugen mit einseitigem Beinheben | A | K | 50 | 1 |
| | 21 | Aus der Bauchlage mit Seithalte: Hohes Rückbeugen . . . . . . . . . | R | K | 86 | 5 |
| | 22 | Aus der Bauchlage mit unter der Stirn gefalteten Händen: Ein- und beiderseitiges Beugen und Strecken der Knie- und Fußgelenke. . . . . . . . . | B | G | 44 | 19 |

| Lfd. Nr. u. Gruppeneinteilung | | Der Name der Arbeit | Arbeitszweig | wirkung | Seite | Nr. |
|---|---|---|---|---|---|---|
| g | 23 | Aus der Rückenlage mit paarweis zusammengeflochtenen Füßen: Rumpfbeugen vorwärts | V | K | 72 | 2 |
| | 24 | Aus dem Grätschsitz mit paarweiser Unterstützung: Rumpfdrehen mit freiem Armschwung | S | D | 66 | 3 |
| | 25 | Aus dem Hocksitz mit paarweiser Handfassung: Einseitiges Kniestrecken schräg aufwärts Fuß gegen Fuß und daraus: Rumpfbeugen vorwärts und Senken rückwärts | B | D | 33 | 17 |
| | 26 | Aus dem Kniesitz mit paarweiser Unterstützung: Rumpfbeugen rückwärts und Senken vorwärts | V+R | D | 76 | 1 |
| h | 27 | Aus der Grätschstellung: Schulterstrecken zu zweien | A | D | 49 | 11 |
| | 28 | Aus der Grätschstellung: Einseitiges Strecken der Beckenhalter und Wechseln mit halbem Rumpfkreis rückwärts | B | D | 30 | 10 |
| | 29 | Schrittwechsel- und Wiegegang mit wechselnder Zweihandsfassung über dem Kopf | B+A | G | 48 | Bild 3¹) |
| | 30 | In der Grätschstellung mit Scheitelhalte: Üben des Knie- und Fußgelenks durch Abschnellen vom Boden | B | K | 36 | 4 |
| **B** | | | | | | |
| i | 31 | Aus dem Strecksitz mit Fußstütze: Rückenstrecken mit Helfer | R | D | 80 | 5 |
| | 32 | Aus dem Strecksitz mit Fußstütze: Rumpfbeugen vorwärts mit Helfer | L | D | 70 | 4 |
| | 33 | Aus dem Strecksitz mit Fußstütze: Armführen mit Helfer | A | D | 49 | 12 |
| | 34 | Aus der Winkelrückenlage mit Stütze an den Ellbogen: Beinschwingen von Seite zu Seite | S | D | 66 | 5 |
| | 35 | Aus der Rückenlage mit Unterstützung: Rumpfbeugen vorwärts | V | K | 72 | 2 |

1) Aus: „Kommt zum Tanz" von Anna Sievers u. Karl Wahlstedt, Verlag B. G. Teubner, Leipzig.

| Lfd. Nr. u. Gruppeneinteilung | | Der Name der Arbeit | Arbeitszweig | wirkung | Seite | Nr. |
|---|---|---|---|---|---|---|
| j | 36 | Aus der Grätschstellung: Fall gegen die Sproffenwand mit gebeugten Armen | A | K | 52 | 5 |
| | 37 | Aus dem Beugehang: Körperfenken | A | K | 54 | 12 |
| | 38 | Aus dem Winkelhangstand: Spannbeuge | R | K | 88 | 9 |
| | 39 | Aus dem Rumpfbeugen im Stande rücklings: Armbeugen | B | D | 34 | 19 |
| | 40 | Aus dem Streckhangstand: Einseitiges Knieheben im Wechsel mit beiderseitigem Knieheben und Strecken | V | K | 74 | 7 |
| | | **C** | | | | |
| k | 41 | Freier Gang | — | F | 89 | 2 |
| | 42 | Fester Gang | — | H | 89 | 1 |
| | 43 | Leichter Gang | — | H | 90 | 3 |
| | 44 | Wechselweise Schrittwechsel- und Wiegegang und gewöhnlicher Gang in der Kette | — | G | — | — |
| | 45 | Lauf mit Schrittwechsel bei jedem 3. Schritt | — | G | 92 | 11 |
| l | 46 | Aufhocken zum Stand mit sofortigem Absprung . . . . . hohe Geräte breit | — | G | 96 | 11 |
| | 47 | Knieabsprung . . . . " " " | — | G | 96 | 12 |
| | 48 | Wende . . . . . " " " | — | G | 94 | 5 |
| | 49 | Kehre als Seitensprung " " " | — | G | 95 | 7 |
| | 50 | Kehre als Schrägsprung mit Drehung hohe Geräte breit | — | G | 96 | 9 |
| | 51 | Blankenese | — | G | 45 | 19[1)] |
| | 52 | Tanzweise | — | G | 66 | 26[1)] |

## Frauen VI.

| | | | **A** | | | |
|---|---|---|---|---|---|---|
| a | 1 | Hüpfen mit Aufzehen seitwärts mit einseitigem entgegengesetzten Armschwingen seitwärts | B+A | G | 41 | 11 |
| | 2 | Fersenheben und leichtes Kniebeugen mit den Händen auf den Hüften | B | G | 39 | 5 |

1) Aus: „Kommt zum Tanz" von Anna Sievers u. Karl Wahlstedt, Verlag B. G. Teubner, Leipzig.

— 153 —

| Gruppeneinteilung | Lfd. Nr. | Der Name der Arbeit | Arbeitszweig | wirkung | Seite | Nr. |
|---|---|---|---|---|---|---|
| a | 3 | Leichtes Hüpfen mit beider-, ein- und ungleichseitigem Armstrecken aufwärts, seitwärts, vorwärts und abwärts . . | A+B | G | 58 | 1 |
| | 4 | Wechselweise kleine Armschwünge vorwärts und kräftige vorwärts — aufwärts und Seitschreiten mit einseitigem Armkreisen mit Hüfthalte der freien Hand . . . . . . . . . . . . . | A | D | 48 45 | +8 1 |
| b | 5 | Hüpfen mit Vorstellen der Hacke mit Armschwingen seitwärts, Beugen und Abwärtsstrecken . . . . . . . . . . | A+B | G | 145 | 12 |
| | 6 | Wechselweises Armschwingen vorwärts — seitwärts und freies Armschwingen . | A | D | 60 45 | +8 2 |
| | 7 | Hüpfen mit Unterschenkelheben und Vorstellen der Hacken und Zehen . . . . | B | G | 142 | 6 |
| | 8 | Hüpfen mit Aufzehen seitwärts und vorwärts mit Knieheben, Kniebeugen, Strecken, Fersensenken und Knieheben mit Hüfthalte . . . . . . . . . | B | G | 42 | 14 |
| c | 9 | Fersenheben und leichtes Kniebeugen mit Hüfthalte . . . . . . . . . . | B | G | 39 | 5 |
| | 10 | Aus dem Zehenstand mit Seithalte langsames tiefes Kniebeugen und Armsenken in der Kniebeuge. . . . . | B | K | 36 | 1 |
| | 11 | Aus dem Zehenstand mit Flughalte: Freies Armschwingen, Seitschreiten und aus der Grätschstellung mit Hüfthalte einer Hand: Rumpfdrehen mit einseitigem freien Armschwung wechselweise | S+A | D | 64 | 2 |
| | 12 | Hüpfen mit Aufzehen seitwärts und vorwärts mit Vierteldrehungen mit Armschwingen seitwärts, Beugen, Vorwärtsstrecken und Beugen, drei leichte Hüpfe mit Armstrecken abwärts und Schwingen seitwärts — aufwärts mit Handklappen über dem Kopf und ein Hupf in die tiefe Kniebeuge mit Stütz der Hände auf die Knie . . . . . | B+A | G | 41 39 | +11 1 |
| d | 13 | Aus dem Grätschwinkelstand mit Rückhalte: Leichtes und kräftiges Armschwingen vorwärts und vorwärts — aufwärts . . . . . . . . . . . | A | D | 48 | 8 |

| Lfd.Nr. u. Gruppen- einteilung | | Der Name der Arbeit | Arbeits- zweig | wir- tung | Seite | Nr. |
|---|---|---|---|---|---|---|
| d | 14 | Fersenheben, Kniebeugen und Knieheben mit beider-, ein- und ungleichseitigem Armstrecken aufwärts, seitwärts, vorwärts und abwärts | A+B | G | 39 | 5 |
| | 15 | Tiefes Lendenbeugen mit Fassen oberhalb der Fußgelenke und hohes Rückenstrecken mit Armführen senkrecht aufwärts, seitwärts abwärts im Wechsel mit Fersenheben und einseitigem Knieheben und Strecken mit dem gleichen Armführen | L+D R+K | | 86 | 4 |
| | 16 | Beinschwingen vorwärts – rückwärts mit Armschwingen und Handklappen | B+A | G | 43 | 16 |
| e | 17 | Armschwingen vorwärts – seitwärts mit Anhalten in jedem 4. Takt | A | G | 60 | 8 |
| | 18 | Spindelschritte mit Armschwingen vorwärts – rückwärts und im Kreis im Wechsel mit | B+A | G | 40 | 10 |
| | 19 | Seitbeugen mit Aufzehen und Eßhalte mit 4 rückweisen Bewegungen und Wechseln der Füße und Armhaltung mit Armkreisen vor dem Körper | S | D | 67 | 6 |
| | 20 | Lendenbeugen mit Fassen oberhalb der Fußgelenke und hohes Rückbeugen mit Armdrehen | L+D R+K | | 86 | 4 |
| f | 21 | Wechselweise: 4 Hüpfe mit Seitschwingen der Beine mit entgegengesetztem freien Armschwung und 4 Hüpfe mit Knieheben und entgegengesetztem einseitigen Armschwung vorwärts | B+A | G | 40 | 9 |
| | 22 | a) Armschwingen vorwärts – seitwärts und im Kreis mit Fersenheben und Kniebeugen, ein Armkreis rückwärts und tiefes Lendenbeugen vorwärts mit den Händen auf dem Boden, zweimal aus der Stützkniebeuge: Kniestrecken und Lendenbeugen mit freiem Armschwung im Winkelstand. Nach dem 3. Lendenbeugen Aufrichten mit Armschwingen rückwärts zum Armschwingen vorwärts – seitwärts und im Kreis mit Fersenheben und Kniebeugen. b) Seitschreiten mit Armschwingen vorwärts – seit- | | | | |

| Lfd. Nr. u. Gruppeneinteilung | Der Name der Arbeit | Arbeits- zweig | wir- kung | Seite | Nr. |
|---|---|---|---|---|---|
| f | wärts und im Kreis zum Ausfall seitwärts mit Eßhalte und 4 mal Seitbeugen, den Fuß zur Grundstellung mit Armschwingen vorwärts — seitw. Wiederholung von a), dann b) nach der entgegengesetzten Seite. c) Darauf Schrägvorwärtsschreiten und 4 mal Schrägvorwärtsbeugen über den vorderen Fuß. Wiederholung von a) und d) Seitschreiten und aus der Grätschstellung mit Hüfthalte einer Hand: Rumpfdrehen mit einseitigem freien Aufschwung . . . . . . . . . . . | B+A L+S | G D | a) 60 b) 68 c) 30 d) 64 | 8 8 10 2 |
| 23 | 4 leichte Hüpfe mit Armschwingen seitwärts und seitwärts — aufwärts mit Handklappen und 4 Hüpfe mit Aufzehen seitwärts . . . . . . . . . | B+A | G | 39 41 | 1 11 |
| 24 | Aus dem Strecksitz: Kniestrecken mit Hilfe der Hände mit Kopfsenken vorwärts und ein- und beiderseitiges Armschwingen vorwärts — aufwärts wechselweise | B+A | D | 33 48 | 15 8 |
| 25 | Aus dem Rumpfbeugen tief vorwärts mit Hochhalte im Strecksitz wechselweise: Hohes Rückenstrecken mit Armführen senkrecht aufwärts — seitw. - abwärts und Rücksenken zum Boden mit Armheben seitwärts . . . . . . . . | R+V | K | 85 | 2 |
| 26 | Aus der Rückenlage mit Seithalte wechselweise: Kopfsenken vorwärts mit Riftbeugen und Brustheben mit Riftstrecken | Hs+R | K | 86 | 6 |
| 27 | Aus dem Hocksitz wechselweise: Kniestrecken mit Fassen der Füße und mit Seitheben der Arme . . . . . . . . | B+A | G | 45 | 22 |
| 28 | Aus dem Knieliegestütz: Rumpfdrehen mit einseitigem Armschwung . . . . | S | D | 64 | 1 |
| 29 | Aus dem Knieliegestütz mit Hand auf Hand: Armbeugen mit einseitigem Beinheben . . . . . . . . . . | A | K | 50 | 1 |
| 30 | Aus dem Rumpfbeugen im Kniesitz: Rückenstrecken mit Armheben seitwärts | R | K | 85 | 3 |
| 31 | Im Kniestand: Armschwingen vorwärts — seitwärts und durch die Kniebeuge Aufrichten zum Stand und . . . . | A+B | G | 60 | 8 |

| Lfd. Nr. u. Gruppeneinteilung | | Der Name der Arbeit | Arbeits- zweig | wir- kung | Seite | Nr. |
|---|---|---|---|---|---|---|
| h | 32 | darin ein- und beiderseitiges Armschwingen vorwärts – aufwärts und Fersenheben und Kniebeugen mit Armschwingen vorwärts, Beugen zur Schlaghalte, Armschlagen und Schwingen abwärts und Armschwingen seitwärts, Beugen zur Schlaghalte, Schwingen vorwärts und abwärts mit Knieheben. . . . | A B+A | + | D G | 48 39 | 8 5 |
| | | **B** | | | | |
| i | 33 | Im Grätschwinkelhangstand vorlings: Körperheben . . . . . . . . . . . . | A | K | 54 | 9 |
| | 34 | Aus dem Grätschwinkelhangstand rücklings: Rückenstrecken mit Schulterstütze | R | D | 81 | 6 |
| | 35 | Aus dem Strecksitz mit Rückfalthalte wechselweise: Rumpfsenken rückwärts und Beugen vorwärts . . . . . . . . . | V | K | 72 | 2 |
| | 36 | Aus dem Schwimmhangstand: Körperheben . . . . . . . . . . . . . . | A | K | 54 | 11 |
| j | 37 | Aus dem Rumpfbeugen vorwärts im Stande rücklings: Lendenbeugen . . | L | D | 34 | 19 |
| | 38 | Aus dem Winkelhangstand: Spannbeuge | R | K | 88 | 9 |
| | 39 | Aus dem Hang rücklings: Hohes Knieheben und Strecken aufwärts . . . . | V | K | 74 | 8 |
| | 40 | Aus der Grätschstellung: Fall gegen die Sprossenwand mit gebeugten Armen und kräftiges Abschnellen . . . . . | A | K | 52 | 5 |
| | | **C** | | | | |
| k | 41 | Freier Gang . . . . . . . . . . . . | — | G | 89 | 2 |
| | 42 | Schrittwechsel- und Wiegelauf paarweise im Wechsel mit Lauf in der Kette . | — | G | — | — |
| | 43 | Lauf mit Kehrt zum Lauf rückwärts und Lauf paarweise im Rad . . . . . . | — | G | — | — |
| | 44 | Zehengang . . . . . . . . . . . . | — | G | 91 | 4 |
| | 45 | Gang seitwärts . . . . . . . . . . . | — | G | 91 | 5 |
| l | 46 | Hockwende – hohe Geräte breit . . . . | — | G | 94 | 5 |
| | 47 | Aufhocken zum Stand mit sofortigem Absprung – hohe Geräte breit . . | — | G | 96 | 11 |
| | 48 | Kehre als Schrägsprung – hohe Geräte breit. . . . . . . . . . . . . . | — | G | 96 | 8 |

| Lfd. Nr. u. Gruppen-einteilung | | Der Name der Arbeit | Arbeits- | | Seite | Nr. |
|---|---|---|---|---|---|---|
| | | | zweig | wir-tung | | |
| 1 | 49 | Kehre als Seitensprung — hohe Geräte breit . . . . . . . . . . . . . | — | G | 95 | 7 |
| | 50 | Diebssprung hohe Geräte breit . . . | — | G | 98 | 19 |
| | 51 | Hans und Liesel . . . . . . . . . . | — | G | 47 | 20 [1] |
| | 52 | Tanzlied . . . . . . . . . . . . . | — | G | 59 | 24 [1] |

## Mädchen I.

| | | A | | | | |
|---|---|---|---|---|---|---|
| a | 1 | Reiterlied . . . . . . . . . . . . | — | G | 44 | 24 [2] |
| | 2 | Hüpfen mit gestreckten Knien . . . . | B | G | 39 | 1 |
| | 3 | Freies Armschwingen zwischen Kreuz und Flughalte | A | D | 45 | 2 |
| | 4 | 6 Hüpfe mit gestreckten Knien im Wechsel mit 4 freien Armschwüngen . . . . | A+B | G | 39 | 1 |
| b | 5 | Hüpfen mit Seitschwingen der Beine. . | B | G | 40 | 8 |
| | 6 | Seitbeugen von Seite zu Seite . . . | S | D | 68 | 7 |
| | 7 | 4 Hüpfe mit Seitschwingen und 4 Seit-beugen im Wechsel . . . . . . . . | B+S | G+D | — | — |
| | 8 | Aus der Grätschstellung: Hüpfen in die Grund- und Grätschstellung im Wechsel mit einseitigem Armkreisen. . . . | B+A | G+D | 40 45 | 7 1 |
| c | 9 | Tiefes Lendenbeugen mit Fassung ober-halb der Fußgelenke und Rückenstrecken mit Seitwärtsaufwärtsheben der Arme | L+R | D+K | 70 | 2 |
| | 10 | 4 leichte Hüpfe im Wechsel mit einem Hupf in die tiefe Kniebeuge . . . . | B | G | 39 | 1 |
| | 11 | Aus der Stützkniebeuge: Strecken der Beckenhalter . . . . . . . . . . | B | D | 30 | 9 |
| | 12 | Aus dem Knieliegestütz mit Hand auf Hand: Armbeugen . . . . . . . . | A | K | 50 | 1 |
| d | 13 | Aus der Bauchlage: Hohes Rückbeugen mit Armheben seitwärts . . . . . . | R | K | 86 | 5 |
| | 14 | Aus dem Knieliegestütz: Rumpfdrehen mit einseitigem Armschwung . . . | S | D | 64 | 1 |

1) Aus: „Kommt zum Tanz" von Anna Sievers u. Karl Wahlstedt, Verlag B. G. Teubner, Leipzig.
2) Aus: „Singet und tanzet". Kindertänze für den Schulgebrauch von Anna Sievers u. Karl Wahlstedt. Verlag B. G. Teubner, Leipzig.

| Lfd. Nr. u. Gruppeneinteilung | | Der Name der Arbeit | Arbeits- | | Seite | Nr. |
|---|---|---|---|---|---|---|
| | | | zweig | wirkung | | |
| d | 15 | Aus dem Rumpfbeugen vorwärts im Kniesitz mit Rückfalthalte: Rückenstrecken | R | K | 85 | 3 |
| | 16 | Aus dem Kniestand mit Seithalte: Seitbeugen von Seite zu Seite (Fingerspitzen bis zum Boden) | S | D | 68 | 7 |
| e | 17 | Leichtes Hüpfen mit Armbeugen und Strecken aufwärts und seitwärts | A+B | G | 39 | 1 |
| | 18 | Aus der Grätschstellung: Lendenbeugen mit Fassung oberhalb der Fußgelenke und Rückenstrecken zum Winkelstand mit Seitheben der Arme | B+L R | D K | 30 84 | 11 1 |
| | 19 | Aus dem Grätschwinkelstand mit Rückhalte: Armschwingen vorwärts – aufwärts | A | D | 48 | 8 |
| | 20 | Hüpfen mit Seitschwingen der Beine und tiefes Kniebeugen im Wechsel | B | D | 28 | 3 |
| f | 21 | Aus dem Strecksitz: 4 freie Armschwünge im Wechsel mit Lendenbeugen vorwärts mit Fassen der Füße. (Mit 4 ruckweisen Bewegungen) | L+A | D | 70 | 3 |
| | 22 | Aus der Rückenlage: Einseitiges hohes Knieheben und Kopfsenken vorwärts | V+Hs | K | 62 | 2 |
| | 23 | Aus dem Hocksitz: Ein- und beiderseitiges Armschwingen vorwärts – aufwärts | A | D | 48 | 8 |
| | 24 | Aus dem Hocksitz: Einseitiges Kniestrecken mit Hilfe der Hände | B | D | 33 | 15 |
| | 25 | Lauf | — | G | 92 | 10 |

B

| | | | | | | |
|---|---|---|---|---|---|---|
| g | 26 | Aus dem Winkelhangstand: Rückenstrecken mit Helfer | R | D | 80 | 4 |
| | 27 | Aus dem Winkelhangstand: Körperheben | A | K | 54 | 9 |
| | 28 | Aus der Rückenlage mit Griff an der Sprosse: Brustheben | R | K | 87 | 7 |
| | 29 | Aus der Rückenlage mit Stütz der gehobenen Beine gegen eine Sprosse: Kniestrecken | B | D | 34 | 20 |
| | 30 | Aus dem Streckenhangstand rücklings: Ein- und beiderseitiges hohes Knieheben | V | K | 74 | 7 |

| Lfd.Nr.u. Gruppen- einteilung | | Der Name der Arbeit | Arbeits- zweig | wir- kung | Seite | Nr. |
|---|---|---|---|---|---|---|
| | | **C** | | | | |
| h | 31 | Zehengang . . . . . . . . . . . . . | — | H | 91 | 4 |
| | 32 | Schottischgang . . . . . . . . . . | — | G | 91 | 6 |
| | 33 | Lauf mit Schrittwechsel bei jedem 3. Schritt | — | G | 92 | 11 |
| i | 34 | Hochsprung — niedrige Geräte . . . . | — | G | 94 | 1 |
| | 35 | Hochabsprung — niedrige Geräte . . . | — | G | 94 | 2 |
| | 36 | Laufsprung — niedrige Geräte . . . . | — | G | 94 | 3 |
| j | 37 | Aufhocken zum Stand — höhere Geräte breit | — | G | 96 | 10 |
| | 38 | Knieabsprung — höhere Geräte breit . | — | G | 96 | 12 |
| | 39 | Über Berge und durch die Täler . . . | — | G | 37 | 15[1] |
| | 40 | Mein Püppchen und ich . . . . . . . | — | G | 28 | 17[2] |

## Mädchen II.

| | | | | | | |
|---|---|---|---|---|---|---|
| | | **A** | | | | |
| a | 1 | So geh ich hier im Ringe . . . . . . | — | G | 10 | 2[1] |
| | 2 | Leichtes Hüpfen mit Armstrecken auf- wärts, seitwärts, vorwärts, abwärts | B+A | G | 58 | 1 |
| | 3 | 3 freie Armschläge im Wechsel mit Len- denbeugen vorwärts mit 4 ruckweisen Bewegungen . . . . . . . . . . . | A+L | D | 47 | 7 |
| | 4 | Hüpfen mit Seit- und Vorstellen der Füße im Wechsel mit freiem Armschwung | $\frac{B}{A}+\frac{G}{D}$ | | $\frac{41}{45}$ | $+\frac{11}{2}$ |
| | 5 | Im Ausfall seitwärts: Seitbeugen mit S-halte . . . . . . . . . . . . | S | D | 68 | 8 |
| b | 6 | Hüpfen in die Grätsch- und Grundstel- lung einmal mit Handklappen über dem Kopf, dreimal mit Seitschwingen der Arme und ein Hupf in die tiefe Kniebeuge . . . . . . . . . . . | B+A | G | 40 | 7 |
| | 7 | Tiefes Lendenbeugen mit Fassen ober- halb der Fußgelenke und hohes Rück- beugen mit Armdrehen . . . . . . | $\frac{L}{R}+\frac{D}{K}$ | | 86 | 4 |
| | 8 | Freier Armschwung mit halben Knie- beugen. . . . . . . . . . . . . | A | D | 46 | 5 |

1) Aus: „Kommt zum Tanz"  } von Anna Sievers u. Karl Wahlstedt.
2) Aus: „Singet und tanzet" }   Verlag B. G. Teubner, Leipzig.

| Lfd. Nr. u. Gruppen- einteilung | | Der Name der Arbeit | Arbeits- zweig | wir- kung | Seite | Nr. |
|---|---|---|---|---|---|---|
| b | 9 | Aus der Grätschstellung: Einseitiges Strecken der Beckenhalter, 6 mal an jeder Seite, wechseln durch Halbkreis rückwärts | B | D | 30 | 10 |
| | 10 | Aus der Grätschstellung mit Hüfthalte einer Hand: Rumpfdrehung mit ein- seitigem freien Armschwung | S | D | 64 | 2 |
| c | 11 | Kleines Hüpfen mit Aufzehen seitwärts und vorwärts und Vierteldrehungen | B | G | 41 | 11 |
| | 12 | Einseitiges Armkreisen vorwärts und rückwärts im Wechsel mit Armschwin- gen vorwärts — rückwärts | A | D | 45 | 1 |
| | 13 | Beinschwingen vorwärts und rückwärts mit Handklappen | B+A | G | 43 | 16 |
| | 14 | Aus dem Grätschwinkelstand mit Kopf- halte: Lendenbeugen vorwärts | L | D | 70 | 1 |
| | 15 | Aus dem Grätschwinkelstand mit Rück- halte: Armschwingen vorwärts — auf- wärts | A | D | 48 | 8 |
| d | 16 | Aus dem Zehenstand mit Beugehalte: Langsames Kniebeugen und Strecken mit einseitigem Armstrecken aufwärts, seitwärts, vorwärts und abwärts | B | K | 36 | 1 |
| | 17 | Aus dem Kniestand loses Armschwingen vorwärts — seitwärts mit Seitstellen eines Beines und Seitbeugen mit S-halte | S | D | 68 | 9 |
| | 18 | Im Knieliegestütz: Rumpfdrehen mit Arm- schwingen, 4 mal nach jeder Seite | S | D | 64 | 1 |
| | 19 | Aus der Bauchlage mit Seithalte: Hohes Rückbeugen mit Unterschenkelheben | R | K | 86 | 5 |
| | 20 | Aus dem Bogenliegen vorlings mit Fal- ten der Hände um die Füße: Rücken- strecken durch Armbeugen | R | D | 83 | 10 |
| e | 21 | Aus der Stützkniebeuge: Kniestrecken mit Lendenbeugen und freiem Armschwung | L | D | 70 | 5 |
| | 22 | Hüpfen mit Knieheben und Aufzehen seitwärts und vorwärts | B | G | 42 | 14 |
| | 23 | Aus dem Strecksitz: Tiefes Vorwärtsbeugen mit Fassen der Füße und Rückenstrecken mit Armheben seitwärts — aufwärts | L+R | D+K | 70+85 | 3+2 |
| | 24 | Aus der Rückenlage mit Ringhalte: Schnelles tiefes Vorwärtsbeugen mit Schlag gegen den Boden | V | K | 72 | 4 |

| Lfd. Nr. u. Gruppen-einteilung | | Der Name der Arbeit | Arbeits- zweig | wir- kung | Seite | Nr. |
|---|---|---|---|---|---|---|
| e | 25 | Aus der Rückenlage mit Umfassen eines gehobenen Knies: Kopfsenken vorwärts im Wechsel mit Brustheben | Hs+R | K | 86 | 6 |
| f | 26 | Aus dem Hocksitz mit Fassen der Füße: Ein- und beiderseitges Kniestrecken | B | G | 45 | 22 |
| | 27 | Hüpfen mit Beinschwingen vorwärts und rückwärts mit Armschwingen vorwärts — seitwärts | B+A | G | 42 | 13 |
| | 28 | Paarweise mit Handfassung: Einseitiges tiefes Kniebeugen | B | K | 36 | 3 |
| | 29 | Aus dem Kniesitz mit paarweiser Unterstützung: Tiefes Rumpfbeugen rückwärts im Wechsel mit Rumpfsenken vorwärts | V+R | D | 76 | 1 |
| | 30 | Paarweise Schulterstrecken | A | D | 49 | 11 |

B

| | | | | | | |
|---|---|---|---|---|---|---|
| g | 31 | Aus dem Grätschwinkelstand: Rückenstrecken mit Helfer | R | D | 77 | 1 |
| | 32 | Aus dem Strecksitz: Lendenbeugen mit Helfer | L | D | 70 | 4 |
| | 33 | Aus dem Strecksitz: Armführen mit Helfer | A | D | 49 | 12 |
| | 34 | Aus dem Stand vorlings: Fall gegen die Sprossenwand mit gebeugten Armen | A | K | 52 | 5 |
| h | 35 | Aus dem Winkelhangstand: Spannbeuge mit Helfer | R | K | 87 | 8 |
| | 36 | Aus dem Rumpfbeugen vorwärts im Stande rücklings: Strecken der Beckenhalter | B | D | 34 | 19 |
| | 37 | Aus dem Streckhandstand: Hohes Knieheben links, rechts und zweimal mit beiden Beinen | V | K | 74 | 7 |
| | 38 | Aus dem Hangstand vorlings am Querbalken oder Reck: Körperheben | A | K | 56 | 15 |

C

| | | | | | | |
|---|---|---|---|---|---|---|
| | 39 | Freier Gang vorwärts und rückwärts auf dem Querbalken oder Schwebebalken | — | G | 89 | 2 |
| | 40 | Fester Gang | — | H | 89 | 1 |
| | 41 | Schottischhüpfen | — | G | 92 | 12 |
| | 42 | Gehen seitwärts mit Drehung zum Zehengang rückwärts | — | G | 91 | 5 |

Buth, Grundgymnastik. 7. Aufl.

| Lfd. Nr. u. Gruppeneinteilung | Der Name der Arbeit | Arbeitszweig | wirkung | Seite | Nr. |
|---|---|---|---|---|---|
| j 43 | Lauffprung mit Armschwingen seitwärts — niedrige Geräte | — | G | 94 | 3 |
| 44 | Hochabsprung als Schlußsprung — niedrige Geräte | — | G | 94 | 2 |
| 45 | Aufhocken zum Stand mit sofortigem Absprung — höhere Geräte breit | — | G | 96 | 11 |
| 46 | Hocke — höhere Geräte breit | — | G | 98 | 16 |
| 47 | Hockwende — höhere Geräte breit | — | G | 94 | 5 |
| 48 | Kehre als Schrägsprung — höhere Geräte breit | — | G | 96 | 8 |
| 49 | Summ, summ, summ! | — | G | 41 | 17[1] |
| 50 | Tanzlied | — | G | 54 | 28[2] |

## Mädchen III.

| | A | | | | |
|---|---|---|---|---|---|
| a 1 | Klapptanz | — | G | 14 | 6[1] |
| 2 | Hüpfen mit Knieheben und entgegengesetztem Armschwung vorwärts | B+A | G | 40 | 9 |
| 3 | Ungleichseitiges Armkreisen mit Gehen vorwärts und rückwärts | A | D | 59 | 7 |
| 4 | Hüpfen mit Unterschenkelheben und Vorstellen der Hacken und Zehen | B | G | 142 | 6 |
| 5 | Loses Armschwingen vorwärts — seitwärts mit Aufzehen seitwärts und Seitbeugen mit S-halte | S | D | 67 | 6 |
| b 6 | Hüpfen mit Knieheben und Aufzehen seitwärts und vorwärts im Wechsel mit einem elastischen Hupf in die tiefe Kniebeuge | B | G | 42 | 14 |
| 7 | Lendenbeugen mit Fassen oberhalb der Fußgelenke und Rückenstrecken mit Armführen senkrecht aufwärts — seitwärts — abwärts | L+R | D+K | 86 | 4 |
| 8 | Freies Armschwingen im Wechsel mit Rumpfdrehen mit einseitigem freien Armschwung | A+S | D | 45+64 | 2+2 |

1) Aus: „Kommt zum Tanz"} von Anna Sievers u. Karl Wahlstedt.
2) Aus: „Singet und tanzet" } Verlag B. G. Teubner, Leipzig.

| Lfd. Nr. u. Gruppeneinteilung | | Der Name der Arbeit | Arbeits- zweig | wirtung | Seite | Nr. |
|---|---|---|---|---|---|---|
| b | 9 | 2 mal: 3 leichte Hüpfe und ein Hupf in die tiefe Kniebeuge und 2 mal: Strecken der Knie und Lendenbeugen aus der Stützkniebeuge mit freiem Armschwung | B+L | D | 70 | 5 |
| c | 10 | Kniestrecken mit Hilfe der Hände im Wechsel mit ein- und beiderseitigem Armschwung vorwärts — aufwärts mit entgegengesetztem Beinschwingen rückwärts und Fersenheben . . . . . . . . | B+A | D | 33 + 15 46 + 6 | |
| | 11 | Aus dem Ausfall seitwärts: Üben des Knie- und Fußgelenks mit Scheitelhalte und Seitbeugen im Wechsel mit 2 Armschwüngen vorwärts—seitwärts, einem Armkreis und Armschwingen vorwärts — seitwärts — aufwärts zur Scheitelhalte | B S + K D | | 36 | 4 |
| | 12 | Einseitiges Strecken der Beckenhalter im Wechsel mit Rumpfdrehen im Grätschwinkelstand von Seite zu Seite mit freiem Armschwung | B+S | D | 30 + 10 66 + 4 | |
| | 13 | Leichtes Hüpfen mit Armdrehen . . . | B+A | G | 39 | 1 |
| d | 14 | Aus dem Grätschwinkelstand wechselweise: Tiefes Lendenbeugen mit Kopfhalte und Armschwingen vorwärts — aufwärts und rückwärts . . . . . . . . | L+A | D | 70 + 1 48 + 8 | |
| | 15 | Bogenschwingen mit 4 Hüpfen auf den andern Fuß im Wechsel mit Beinschwingen vorwärts und rückwärts mit Hüpfen, dazu einseitiges Armheben zur Scheitelhalte, Armstrecken aufwärts, seitwärts, vorwärts und aufwärts zur Scheitelhalte, einseitiges Armführen seitwärts — abwärts zur Hüfthalte, Armbeugen und Strecken aufwärts, seitwärts, vorwärts und abwärts zur Hüfthalte . . . . . . . . | B+A | G | 42 | 13 |
| | 16 | Tiefes Lendenbeugen mit Fassen oberhalb der Fußgelenke und hohes Rückbeugen mit Armdrehen . . . . . . . . . | L R + D K | | 86 | 4 |
| | 17 | Aus dem Zehenstand mit Seithalte: Langsames tiefes Kniebeugen, Armsenken und -heben, langsames Kniestrecken fortgesetzt. Beim letzten Kniestrecken | | | | |

| Lfd. Nr. u. Gruppeneinteilung | | Der Name der Arbeit | Arbeitszweig | wirkung | Seite | Nr. |
|---|---|---|---|---|---|---|
| d | 18 | Armführen senkrecht aufwärts und zur Flughalte im Zehenstand. Aus dieser Stellung: | B | K | 36 | 1 |
| | | Leichtes Kniebeugen und Knieheben mit freiem Aufschwung | A | D | 46 | 5 |
| | 19 | Ein Hupf in die tiefe Kniebeuge und leichtes Hüpfen mit Armstrecken aufwärts, seitwärts, vorwärts, abwärts, beider-, ein- und ungleichseitig | A+B | G | 58 | 1 |
| e | 20 | Aus dem Streckfitz: Rumpfbeugen tief vorwärts mit Fassen der Füße, Heben zum Seitliegestütz mit Seitwärtsaufwärtsheben des freien Armes und Senken zur Rückenlage aus dem Rumpfbeugen vorwärts wechselweise | S | K | 69 | 12 |
| | 21 | Aus der Rückenlage mit Seithalte: Kopfsenken vorwärts mit einseitigem Knieheben im Wechsel mit Brustheben mit Heben der Hände und Fersen vom Boden | Hs+R | K | 86 | 6 |
| | 22 | Aus der Rückenlage mit Ringhalte: Schnelles Rumpfbeugen vorwärts | V | K | 72 | 4 |
| | 23 | Aus der Rückenlage: Einseitiges Knieheben und Vorwärtsstrecken mit Armstrecken aufwärts, seitwärts, vorwärts und abwärts | A+B | G | 43 | 17 |
| | 24 | Aus der Rückenlage mit Seithalte: Heben zum Winkel und darin Riftbeugen und Strecken mit Heben der Arme zur Scheitelhalte und Senken zur Seithalte | V | K | 72 | 5 |
| | 25 | Aus dem Streckfitz: Freier Armschlag | A | D | 47 | 7 |
| f | 26 | Aus der Stützkniebeuge: Hüpfen zum Winkelliegestütz und zum Liegestütz vorlings im Wechsel mit Strecken der Knie und Lendenbeugen mit Armschwingen vorwärts — aufwärts aus dem Winkelstand mit Rückhalte | B+A | D | 28 48 | + 5 8 |
| | 27 | Aus dem Kniestand: Fall gegen den Boden mit gebeugten Armen und Aufrichten mit freiem Armschwung | A | K | 51 | 4 |
| | 28 | Aus dem Kniestand: Tiefes Rumpfbeugen rückwärts mit Seithalte und Rumpfsenken vorwärts mit Hochhalte | V+R | D | 77 | 3 |

| | Lfd. Nr. u. Gruppeneinteilung | Der Name der Arbeit | Arbeitszweig | wirkung | Seite | Nr. |
|---|---|---|---|---|---|---|
| f | 29 | Aus dem Liegen vorlings mit Hochhalte: hohes Rückbeugen mit Beinheben | R | K | 86 | 5 |
| | 30 | Aus dem Liegen vorlings: Beugen und Strecken der Hüftgelenke und Arme | A+V | K | 53 | 7 |
| g | 31 | Hüpfen mit Knieheben mit entgegengesetztem Armschwung vorwärts im Wechsel mit Hüpfen mit Seitschwingen mit entgegengesetztem freien Armschwung | B+A | G | 40 | 9 |
| | 32 | Paarweise Schulterstrecken im Wechsel mit Lendenbeugen und Armschwingen vorwärts aufwärts — rückwärts aus dem Grätschwinkelstand | A+L | D | 49 | 11 |
| | 33 | Einseitiges Knieheben und Strecken mit entgegengesetztem einseitigen Armführen senkrecht aufwärts—seitwärts—abwärts im Wechsel mit Fersenheben und beiderseitigem Armführen | A+B | G | — | — |

B

| | | | | | | |
|---|---|---|---|---|---|---|
| h | 34 | Aus dem Beugehangstand rücklings an der obersten Sprosse: Körpersenken und Beinheben zum Hüftbeugehang | A+V | K | 54<br>74 | +12<br>8 |
| | 35 | Aus dem Winkelhangstand rücklings: Rückenstrecken mit Schulterstütze | R | D | 81 | 6 |
| | 36 | Aus der Winkelrückenlage mit Fußstütze: Rumpfbeugen vorwärts mit Fassen einer Sprosse und Armbeugen | V+A | K | 74 | 6 |
| | 37 | Auf- und Abspringen an der Sprossenwand | B | D | 29 | 7 |
| i | 38 | Aus dem Querstand mit Fußstütze: Seitbeugen mit Scheitelhalte | S | D | 69 | 11 |
| | 39 | Aus dem Schwimmhangstand: Körperheben | A | K | 54 | 11 |
| | 40 | Aus dem tiefen Winkelhangstand: Spannbeuge | R | K | 88 | 9 |
| | 41 | Aus dem Streckhangstand wechselweise: Einseitiges hohes Knieheben und beiderseitiges hohes Knieheben mit Strecken und langsamem Beinsenken | V | K | 74 | 7 |
| | 42 | Am Querbalken in Kopfhöhe: Felgaufschwung, Drehen zum Seitsitz, Senken zum Wageliegen, zum Strecksturzhang und Absprung | A+V | K | 58 | 17 |

— 166 —

| Lfd. Nr. u. Gruppeneinteilung | | Der Name der Arbeit | Arbeitszweig | wirkung | Seite | Nr. |
|---|---|---|---|---|---|---|
| | | **C** | | | | |
| j | 43 | Schaukelsprung an 2 Tauen zum Sitz auf dem Querbalken in Brusthöhe. (Tiefsprung abwärts) . . . . . . . . . | — | G | 99 | 20 |
| | 44 | Schaukelsprung zum Kniehang am Querbalken. . . . . . . . . . . . | — | G | 100 | 22 |
| | 45 | Schaukelsprung zum Stand auf dem Querbalken in Kniehöhe . . . . . . . | — | G | 101 | 24 |
| | 46 | Gehen mit leichtem Kniebeugen und Beinschwingen auf d. Querbalken in Kniehöhe | — | G | — | — |
| k | 47 | Zehengang seitwärts zu Paaren mit Handfassung in Seithalte mit halben Drehungen (Gesicht gegen Gesicht und Rücken gegen Rücken) bei jedem 5. Schritt | — | G | 91 | 5 |
| | 48 | Schottisch- und Wiegelauf mit paarweiser Handfassung . . . . . . . . . . | — | G | — | — |
| | 49 | Schlußabsprung mit Armschwingen vorwärts — aufwärts und vorwärts - abwärts — niedrige Geräte. . . . . | — | G | 94 | 2 |
| | 50 | Laufsprung mit Drehungen — niedrige Geräte . . . . . . . . . . . . | — | G | 94 | 4 |
| l | 51 | Kehre als Seitensprung — hohe Geräte | — | G | 95 | 7 |
| | 52 | Kehre als Hintersprung — hohe Geräte | — | G | 97 | 13 |
| | 53 | Diebssprung — hohe Geräte . . . . | — | G | 98 | 19 |
| | 54 | In der Heide . . . . . . . . . . . | — | G | 42 | 18[1] |
| | 55 | Tanzreigen . . . . . . . . . . . | — | G | 50 | 21[1] |

## Heimgymnastik für Frauen und Mädchen.
### Täglich 10–15 Minuten!

### I.

| | | | | | | |
|---|---|---|---|---|---|---|
| a | 1 | Kleines Hüpfen mit Seit- und Vorstellen der Füße im Wechsel m. freiem Armschwung | B A | G D | 41 45 | 11 2 |
| | 2 | Hüpfen mit Seitschwingen der Beine im Wechsel mit einseitigem Armkreisen . | B A | G D | 40 45 | 8 1 |
| | 3 | Aus der Grätschstellung: Einseitiges Strecken der Beckenhalter im Wechsel mit Seitbeugen mit S-halte nach der | | | | |

1) Aus: „Kommt zum Tanz" von Anna Sievers u. Karl Wahlstedt. Verlag B. G. Teubner, Leipzig.

— 167 —

| Lfd. Nr. u. Gruppeneinteilung | | Der Name der Arbeit | Arbeitszweig | wirkung | Seite | Nr. |
|---|---|---|---|---|---|---|
| a | 4 | entgegengesetzten Seite (Wechsel durch halben Rumpfkreis rückwärts) . . .<br>Aus der Grätschstellung: Rumpfdrehen mit einseitigem freien Armschwung mit Hüfthalte der freien Hand . . . . . | B+S<br><br>S | D<br><br>D | 30<br>68<br>64 | 10<br>+ 7<br>2 |
| b | 5<br>6<br>7 | Mit Hüfthalte schnelles Fersenheben und tiefes Kniebeugen . . . . . . . . .<br>Freier Armschlag im Wechsel mit Lendenbeugen . . . . . . . . . . . . .<br>Aus der Beugehalte: Armstrecken aufwärts und seitwärts mit Fersenheben und Senken (Füße geschlossen) . . . . . | B<br>A+L<br>A+B | D<br>D<br>G | 28<br>47<br>58 | 3<br>+ 7<br>1 |
| c | 8<br>9<br>10<br>11<br>12 | Aus dem Strecksitz: Tiefes Lendenbeugen m. Fassen der Füße und Rückenstrecken mit Seitwärts-aufwärtsheben der Arme .<br>Aus der Rückenlage mit Ringhalte: Schnelles Rumpfbewegen vorwärts .<br>Aus der Rückenlage mit Seithalte: Ristbeugen und Strecken mit Kopfsenken vorwärts und Brustheben . . . . .<br>Aus der Rückenlage wechselweise: Einseitiges hohes Knieheben und beiderseitiges Knieheben, Strecken und langsames Senken . . . . . . . . . .<br>Aus dem Hocksitz: Strecken der Knie mit Hilfe der Hände im Wechsel mit ein- und beiderseitigem Armschwingen vorwärts — aufwärts . . . . . . . . . | L+R<br><br>V<br><br>Hs+R<br><br>V<br><br>B+A | D+K<br><br>K<br><br>K<br><br>K<br><br>D | 85<br><br>72<br><br>86<br><br>72<br><br>33<br>48 | 2<br><br>4<br><br>6<br><br>1<br><br>15<br>+ 8 |
| d | 13<br>14<br>15<br>16<br>17<br>18 | Aus der Stützkniebeuge: Hüpfen mit Seitstellen eines Beines im Wechsel mit Kniestrecken und Lendenbeugen . . .<br>Im Knieliegestütz mit Hand auf Hand: Armbeugen . . . . . . . . . . . .<br>Im Knieliegestütz: Rumpfdrehen mit einseitigem freien Armschwung . . . .<br>Aus dem Rumpfbeugen im Kniesitz mit Rückfalthalte: Rückenstrecken . . . .<br>Loses Armschwingen vorwärts — seitwärts mit halben Kniebeugen . . . . . . .<br>Ein- und beiderseitiges Armführen senkrecht aufwärts — seitwärts — abwärts mit einseitigem Knieheben und Strecken und Fersenheben . . . . . . . . . | B+L<br>A<br>S<br>R<br>A+B<br><br>A+B | D<br>K<br>D<br>K<br>G<br><br>G | 28<br>70<br>50<br>64<br>85<br>60<br><br>— | 4<br>+ 5<br>1<br>1<br>3<br>8<br><br>— |

## II. Zehnminutenplan für Frauen und Mädchen.

| Lfd. Nr. u. Gruppeneinteilung | | Der Name der Arbeit | Arbeits-zweig | Arbeits-wirkung | Seite | Nr. |
|---|---|---|---|---|---|---|
| a | 1 | Kleines Hüpfen mit Aufzehen seitwärts und vorwärts im Wechsel mit einem elastischen Hupf in die tiefe Kniebeuge | B | D+G | 41 | 11 |
| | 2 | Aus der Stützkniebeuge: Strecken der Knie mit Lendenbeugen und freiem Armschwung im Winkelstand | L+A | D | 70 | 5 |
| | 3 | 4 freie Armschwünge in der Grundstellung im Wechsel mit Rumpfdrehen mit einseitigem freien Armschwung und Hüfthalte der freien Hand in der Grätschstellung (Seitschreiten beim 1. Rumpfdrehen) | A+S | D | 45 + 64 | 2 + 2 |
| | 4 | Loses Armschwingen vorwärts seitwärts mit Aufzehen seitwärts und Seitbeugen mit S-halte | S | D | 60 + 67 | 8 + 6 |
| b | 5 | Strecken der Knie mit Hilfe der Hände im Wechsel mit einseitigem Armschwingen vorwärts – aufwärts mit entgegengesetztem Beinschwingen rückwärts und beiderseitigem Armschwingen mit Fersenheben | B+A | D | 33 + 48 | 15 + 8 |
| | 6 | Hüpfen mit Knieheben und Aufzehen seitwärts und vorwärts | B | G | 42 | 14 |
| | 7 | Aus dem Grätschwinkelstand mit Rückhalte wechselweise: Leichtes Armschwingen vorwärts und kräftiges vorwärts – aufwärts | A | D | 48 | 8 |
| c | 8 | Aus dem Strecksitz: 4 mal Lendenbeugen im Wechsel mit 4 freien Armschlägen | L+A | D | 70 + 47 | 3 + 7 |
| | 9 | Aus der Rückenlage mit Seithalte: Tiefes Vorwärtsbeugen mit Fassen der Füße | V | K | 72 | 3 |
| | 10 | Aus der Rückenlage mit Fassen der Hände um ein gehobenes Knie: Wechselweises Kopfsenken vorwärts und Brustheben | Hs+R | K | 86 | 6 |
| | 11 | Aus der Rückenlage mit Ringhalte: Schnelles Vorwärtsbeugen | V | K | 72 | 4 |
| | 12 | Aus dem Hocksitz mit Fassen der Füße: Ein- und beiderseitiges Kniestrecken | B | G | 45 | 22 |

| Lfd. Nr. u. Gruppeneinteilung | | Der Name der Arbeit | Arbeits- zweig | wir- tung | Seite | Nr. |
|---|---|---|---|---|---|---|
| d | 13 | Aus dem Kniestand: Fall gegen den Boden mit gebeugten Armen und freies Armschwingen beim Aufrichten ... | A | K | 51 | 4 |
| | 14 | Aus dem Knieliegestütz: Rumpfdrehen mit einseitigem freien Armschwung . | S | D | 64 | 1 |
| | 15 | Aus der Bauchlage mit Seithalte: Hohes Rückbeugen mit Unterschenkelheben . | R | K | 86 | 5 |
| | 16 | Aus dem Kniesitz: Tiefes Rückbeugen mit Seithalte und Vorwärtssenken mit Hochhalte ........ | V+R | D | 76 | 2 |
| | 17 | Freier Armschwung mit Fersenheben, leichtem Kniebeugen und Knieheben . | A+B | D | 46 | 5 |
| | 18 | Tiefes Lendenbeugen mit Fassen der Füße und hohes Rückbeugen mit Armdrehen | L+R | D+K | 86 | 4 |

## III. Zehnminutenplan für Frauen und Mädchen.

| | | | | | | |
|---|---|---|---|---|---|---|
| a | 1 | Hüpfen mit Knieheben und entgegengesetztem einseitigen Armschwingen vorwärts ........... | B+A | G | 40 | 9 |
| | 2 | Ungleichseitiges Armkreisen im Wechsel mit leichtem Armschwingen vorwärts und rückwärts ........ | A | D+G | 59 | 7 |
| | 3 | Hüpfen mit Knieheben und Aufzehen seitwärts und vorwärts im Wechsel mit einem Hupf in die tiefe Kniebeuge | B | G+D | 42 | 14 |
| | 4 | Armschwingen vorwärts — seitwärts mit Seitschreiten im Wechsel mit Seitbeugen mit S-halte aus dem Ausfall seitwärts | S | D | 68 | 8 |
| b | 5 | Aus der Grätschstellung: Einseitiges Strecken der Beckenhalter im Wechsel mit Rumpfdrehen von Seite zu Seite, mit freiem Armschwung aus dem Grätschwinkelstand ....... | B+S | D | 30 66 | 10 + 4 |
| | 6 | Hüpfen mit Bogenschwingen und einseitigem Armheben zur Scheitelhalte... | B+A | G | 41 | 12 |
| | 7 | Aus dem Grätschwinkelstand wechselweise: Lendenbeugen mit Kopfhalte und Armschwingen vorwärts — aufwärts rückwärts............ | L+A | D | 48 | + 8 |
| | 8 | Kleines Hüpfen mit Seit- und Vorstellen der Füße mit Vierteldrehungen ... | B | G | 41 | 11 |

| | Der Name der Arbeit | Arbeits- zweig | wir- kung | Seite | Nr. |
|---|---|---|---|---|---|
| c { 9 | Aus dem Rumpfbeugen vorwärts mit Fassen der Füße wechselweise: Heben zum Seitliegestütz mit Armheben seitwärts aufwärts und Senken zur Rückenlage mit Seithalte der Arme . . . . | S+V | K | 69 | 12 |
| 10 | Aus der Rückenlage mit Seithalte wechselweise: Einseitiges hohes Knieheben mit Kopfheben vorwärts und Brustheben mit Heben der Hände und Hacken | Hs+R | K | 86 | 6 |
| 11 | Aus der Rückenlage mit Seithalte: Heben zum Winkel . . . . . . . . . . | V | K | 72 | 5 |
| 12 | Aus dem Strecksitz: Freier Armschlag . . | A | D | 47 | 7 |
| d { 13 | Aus der Stützkniebeuge: Hüpfen mit Seit- und Rückstellen der Füße im Wechsel mit Strecken der Beckenhalter mit Lendenbeugen und Armschwung . . | B+L | D | 28 +70 | 5 5 |
| 14 | Aus dem Kniestand freies Armschwingen vorwärts — seitwärts mit Seitstellen eines Beines und Seitbeugen mit Scheitelhalte im Wechsel mit Vorstellen und Kniestrecken durch Vorwärtsbeugen . | S+B | D | 68 +31 | 9 13 |
| 15 | Aus dem Liegen vorlings: Hohes Rückbeugen mit Hochhalte und Beinheben | R | K | 86 | 5 |
| 16 | Aus dem Bogenliegen vorlings mit Fassen der Füße: Rückenstrecken durch Armbeugen . . | R | D | 83 | 10 |
| 17 | Aus dem Grätschliegen vorlings: Beugen und Strecken der Hüftgelenke und Arme | V+A | K | 53 | 7 |
| e { 18 | Aus dem Kniestand: Tiefes Rückbeugen mit Seithalte und Vorwärtssenken mit Hochhalte . . . . . . . . . . . | V+R | D | 77 | 3 |
| 19 | Hüpfen mit Beinschwingen vorwärts — rückwärts mit Armschwingen vorwärts — seitwärts . . . . . . . . . | B+A | G | 42 | 13 |
| 20 | Langsames tiefes Kniebeugen in 4 Zeiten mit Armstrecken aufwärts, seitwärts, vorwärts und abwärts beim Beugen und Strecken . . . . . . . . . . | B | K | 36 | 1 |
| 21 | Tiefes Lendenbeugen mit Fassen oberhalb der Fußgelenke und Rückenstrecken mit Armführen senkrecht aufwärts — seitwärts — abwärts . . . . . . . | L+R | D+K | 86 | 4 |

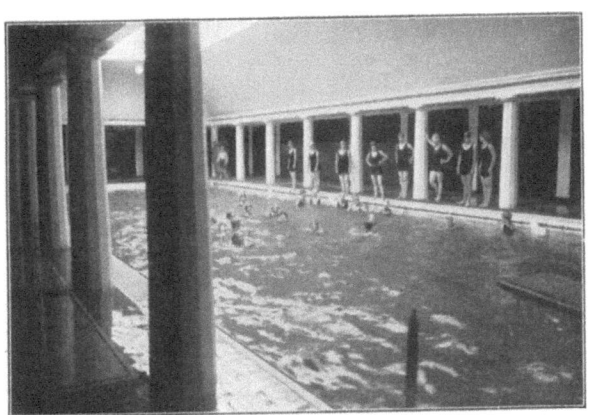

Schwimmhalle der Gymnastikhochschule in Ollerup.

# Die Leibesübungen

### Ihre biologisch-anatomischen Grundlagen, Physiologie und Hygiene sowie: Erste Hilfe bei Unfällen

Lehrbuch der medizinischen Hilfswissenschaften und der Bewegungslehre der Leibesübungen für Turn- und Sportlehrer(innen), Turner und Sportsleute, Ärzte, Lehrer u. Studierende, für das Studium an den Hochschulen für Leibesübungen u. an pädagogischen Akademien.

### Von Med.-Rat Prof. Dr. J. Müller

4. Aufl. Mit 534 Abbildungen und 25 Tafeln im Text.

Geheftet *RM* 18.—, gebunden *RM* 20.—

„Mir erscheint es weit mehr als ein trockenes Lehrbuch: es ist Wegweiser, Freund, treuester und zuverlässigster Berater in all den Fragen, die jeder, der sich mit Leibesübungen berufsmäßig oder auch aus bloßer Freude abgibt, früher oder später gerne beantwortet haben möchte. Wir erfahren in feiner, durch ausgezeichnete Bilder wirksam unterstützter Darstellung, wie es um unseren Körper bestellt ist. Neben dem Körpergerüst werden zuerst die tiefen, dann die oberflächlichen Muskeln beschrieben, so daß der Gesamtkörper gewissermaßen wie ein Bauwerk vor den Augen des Lesers entsteht. Alles ist so kurz und klar und faßlich gegeben, daß auch der Laie, für den ja vom medizinischen Standpunkt aus das Buch geschrieben ist, das Gebotene sofort versteht." (Deutsche Turnzeitung.)

# Körper und Rhythmus

### Griechische Bildwerke

52 ganzseitige Abbildungen mit einer Einführung

### Von Geh. Hofrat Dr. Fr. Back

Kart. *RM* 4.—, geb. *RM* 6.—

Ein neues Gefühl für Körperlichkeit erfüllt unsere Zeit. In Sport und Mode findet es seinen Ausdruck, aber vielfach nicht als Natur, sondern als Raffinement der Überkultur. Da zeigt dieses Heft, was Bildung des Körpers einem Volke war, dem sie als sittliche Pflicht galt, bei dem sie religiöse Weihe hatte, wo Einfühlung in das Wesen des Körpers die Meister, die selbst in gymnastischer Übung aufgewachsen waren, zur Darstellung lebendiger Schönheit und der von innerem Gesetz bestimmten Bewegung, des Rhythmus, führte.

**Verlag von B. G. Teubner in Leipzig und Berlin**

# Gymnastik

Kanon der Körperschule und angewandten Muskellehre für Lehrer und Lehrerinnen, Turnwarte, Sportärzte und Studenten der Leibesübung. Von Turninspektor K. A. Knudsen in Charlottenlund. Übersetzt von A. Iversen, herausgegeben von Turninspektor K. Möller. 2., umgearb. Aufl. Mit 2 Vollbildern, einem Titelbild und 57 Abb. im Text. Kart. RM 4.—

Die Gymnastik des bekannten dänischen Turninspektors Knudsen ist Haltungserziehung und Formung des Körpers auf biologischer Grundlage. Sie weist den ganz einfachen Bewegungen, deren richtige und fehlerhafte Ausführung einander gegenübergestellt und deren Einwirkung auf den Körper behandelt werden, der ihnen gebührenden Platz an. Angefügt ist ein vom Herausgeber zusammengestelltes alphabetisches Muskel-Verzeichnis.

„Für jeden Turnlehrer bildet das Buch von Knudsen eine Fundgrube nützlicher und unentbehrlicher Belehrung. Die grundlegenden Formen aller Haltungsübungen werden darin besprochen und nach ihren physiologischen Wirkungen klargelegt." (Jahrbuch der Schweiz. Gesellschaft für Schulgesundheitspfl.)

# Anleitung für den Gymnastikunterricht in den Schulen

Von Lucie Sckerl, staatl. geprüfte Turnlehrerin, Dipl.-Lehrerin für rhythmische Gymnastik. 2. Aufl. Mit über 150 Übungen, 80 Zeichnungen und 15 ganzseitigen Bildern. Kart. RM 2.80

Das Buch enthält über 150 Übungen, die für Schulen in Frage kommen, und zwar mit sämtlichen Kommandos und Fehlerverbesserungen. 80 Strichzeichnungen geben das Charakteristische jeder Übung sowie die meist vorkommenden Fehler an. Ein Anhang von 15 Photographien gibt außerdem teils die Übungen selbst wieder, teils sind es Ausdrucksstellungen aus verschiedenen Übungsreihen.

„Es fehlte an einem einfachen, leicht verständlichen Lehrgang ohne Systemschablonen. Lucie Sckerl bringt diesen Lehrgang in übersichtlicher Form und hilft einem Bedürfnis ab, das sei dankbar anerkannt. Einfache Bilder unterstützen das Verständnis vortrefflich, auch die falschen Stellungen sind markant hervorgehoben. Wir empfehlen das Büchlein sehr warm." (Leipziger Turn- u. Sportzeitung.)

# Unterhaltende Gymnastik und Haltungsturnen in Spielformen

Taschenbüchlein für Haus, Schule, Verein, Luftbad und Sommerfrische. Von Turnlehrer P. Meyer. Mit 35 Abb. Kart. RM 1.50

Das Büchlein versucht, die physiologisch begründeten Haltungsübungen für das Schulturnen mehr als bisher auch psychologisch einzustellen. Unter Berücksichtigung der wichtigsten Muskelgebiete finden die entsprechenden Haltungsübungen in Spielen und Wettspielen mit dem großen Hohlballe Verwendung. Als unterhaltende Spielformen werden in Wort und Bild Übungen des Rückenstreckens und Brustwölbens, des Rumpfdrehens, Drehbeugens und -kreisens, Übungen zur Kräftigung der Bauchmuskulatur und Geschicklichkeitsübungen gezeigt.

„Wer es wie der Verfasser dieses Büchleins versteht, die Übungen mit Lebensinhalt zu erfüllen, sie zu Spielformen und sogar zu Wettspielformen auszugestalten, wird seine helle Freude haben an dem unermüdlichen, sich immer steigernden Eifer der Übenden und den daraus folgenden günstigen Ergebnissen in der Haltungsschulung." (Turndir. Krelling.)

**Verlag von B. G. Teubner in Leipzig und Berlin**

**Volkstümliche Übungen, Leichtathletik.** Ein Lehrgang ihrer Technik für Schule und Verein. Von Kreisturnwart E. Loges. Mit zahlreichen Federzeichnungen von G. Mink und anderen Abbildungen. Beilagen: Je ein Plan für Klassenziele und zur Feststellung der Zensur für Knaben und Mädchen. 3., verb. Aufl. Kart. RM 2.80

„Das Buch gibt uns über volkstümliche Übungen für das Schul- u. Vereinsturnen das erste Lehrbuch, das auf der Höhe der Zeit steht. Bei allen Lehrgängen u. Turntagen in Kreis, Gau u. Verband muß mit u. nach dem Buch gearbeitet werden. Jeder Vereinsvorturner u. Turnlehrer muß es besitzen." (Turnbl.d.Niedersachsen u. Friesen.)

**Turnen.** Von Prof. F. Eckardt. (ANuG 583.) Geb. RM 2.—

„Für den Kenner der Sache eine feine Zusammenfassung und Übersicht alles Wissenswerten, für den Nichtkenner eine Einführung, wie er sie fesselnder sich kaum wünschen kann." (Die deutsche Schule.)

**Der Vorturner.** Hilfsbuch für deutsches Geräteturnen in Vereinen, Oberklassen und Berufsschulen sowie auf Volkshochschulen. 6. Aufl. Mit 140 Abb. und 175 Übungsabschnitten. Kart. RM 4.20

„Jeder Vorturner sollte das Buch besitzen, um daraus jeden Tag von neuem Belehrung schöpfen zu können, und selbst der erfahrene Turnlehrer dürfte dankbar für die ausgezeichneten Ratschläge sein." (Schweizerische Lehrerzeitung.)

**Stoffverteilungsplan der Leibesübungen** nach neuzeitlichen Gesichtspunkten für die männl. Jugend in Schule u. Verein. Von Turnl. W. Hinnerks und Turnl. M. Puschert. 2., erw. Aufl. Kart. RM 1.20

„Im übrigen ist zu betonen, daß die ganz neuartige Stoffverteilung in trefflicher Weise den Wachstumsbedürfnissen wie der physiologischen Leistungsfähigkeit der einzelnen Altersstufen Rechnung trägt. Diesem neuen Stoffverteilungsplan kann ich nur ernsteste Beachtung und weite Verbreitung wünschen." (Zeitschr. f. Schulgesundheitspflege.)

**Turnen und Spiel in der preußischen Volksschule.** Hilfsbuch für die Erteil. zeitgem. Turnunterr. a. d. Grundlage d. amtl. Leitfadens u. der „Anleit. f. d. Knabenturnen in d. Volksschule ohne Turnhalle" unt. bes. Berücks. einfach. u. ländl. Verhältn. v. Dir. E. Strohmeyer, früh. Turninsp. 3. Aufl. Mit 276 Bildern. Kart. RM 3.40

„Das Buch ist vorzüglich ausgestattet. Hervorzuheben sind die zahlreichen guten Abbildungen und vorzüglichen Momentaufnahmen." (Die Mittelschule.)

**Handbuch für das Frauenturnen.** Von Dr. E. Neuendorff, Direktor der Preuß. Hochschule für Leibesübungen in Spandau. 5. Aufl. Mit zahlr. Abb. im Text. [U. d. Pr. 1927.]

„Die kurzen, klaren Beschreibungen der Übungen, die praktischen Winke zu sachgemäßer, gesundheitsfördernder Ausführung lassen überall den erfahrenen Turnlehrer erkennen." (Hannoversche Schulztg.)

**Die volkstümlichen Übungen im Turnen der Frauen und Mädchen.** Von Direktor E. Strohmeyer, früherer Turninsp. Mit 1 Titelbild und 101 Abb. im Text. 2. Aufl. Kart. RM 1.80

„Das vorliegende Büchlein ist meisterhaft abgefaßt: es enthält allgemeine Grundsätze, Regeln für den Betrieb und besondere Anweisungen für die einzelnen Übungen. Möge man dem Verfasser folgen; er führt zu einem Ziele, das alle Freunde unseres weiblichen Geschlechts erstreben sollten!" (Preuß. Lehrerztg.)

**Verlag von B. G. Teubner in Leipzig und Berlin**

**Turnen und Spiel in der Mädchenschule.** Für 8 Schuljahre bearb. v. Turninsp. Fr. Winter. 2., verb. Aufl. M. 157 Abb. *RM* 4.80

„Das Buch ist eine ausgezeichnete, wertvolle Bereicherung der Turnliteratur und gibt uns einen Weg zu einer für jede Altersstufe anregenden und erfolgreichen Körperschulung." (Die Lehrerin.)

**Keulenschwingen in Schule, Verein und Haus.** Eine Einführung für alle Freunde gesunder und kunstvoller Leibesübung. Von Turninspektor K. Möller. 5. Aufl. Mit 52 Abb. Kart. *RM* 2.60

„Das Buch gehört zu dem Besten, was im Dienste des Strebens nach echter körperlicher Kultur in den letzten Jahren geschrieben worden ist." (Österr. Turnschule.)

**Leitfaden für das orthopädische Schulturnen.** Von Turnlehrern W. Hinnerks u. M. Puschert. M. 33 Bild. i. T. Kart. *RM* 2.80

„Das vorliegende Büchlein enthält in gedrängter Kürze den wesentlichen Übungsschatz der sogenannten orthopädischen Schulturnkurse in einer didaktisch sehr klaren und übersichtlichen Form und ist deshalb als Hilfsmittel für die Zusammenstellung der einzelnen Übungsstunden außerordentlich geeignet. Die Abbildungen sind sehr gut ausgewählt und wirken überzeugend." (Die Leibesübungen.)

**Das Klappsche Kriechverfahren.** Eine Rumpfgymnastik zur Bekämpfung von Rückgratsverkrümmungen und Brustkorbverbildungen. Leitfaden in Wort und Bild für den Turnunterricht in d. orthopäd. Klinik, im orthopäd. Schulturnen samt Anregung. f. d. Rumpfgymnastik i. Schulturnen. V. Gertr. Schulz, Turnlehr. am Lyzeum 3. Blankenese. 3., verb. Aufl. Mit 46 Abb. Kart. *RM* 2.80

„Für alle die, die sich mit der Klappschen Methode befassen, ist der Besitz und das Studium des Buches unentbehrlich. Alles in allem genommen kann es wohl als die zur Zeit beste Darstellung dieses Verfahrens in jeder Hinsicht gut empfohlen werden." (Zeitschrift f. d. ges. physikal. Therapie.)

**Die Klappschen Kriechübungen.** Ein methodischer Leitfaden für die Schule. V. H. Lochmüller, orthop. Turnlehrer in a. d. Preuß. Hochschule f. Leibesüb. i. Spandau. 3. Aufl. M. 44 Abb. Kart. *RM* 2.—

Das Buch will die Klappschen Kriechübungen für das orthopädische Schulturnen, das streng von dem orthopädischen Turnen zur Behandlung von ausgesprochenen Rückgratsverkrümmungen zu trennen ist, nutzbar machen, indem es sie in methodisch unterrichtlicher Ordnung darbietet.

**Atmung und Haltung.** Zehnminutenturnen in Schule und Haus. Von Turninspektor K. Möller. 5. Aufl. Mit 1 Titelbild, 85 Bildern im Text und 67 Tafelfiguren. Kart. *RM* 2.60

„... Daher sollte überall durch das tägliche Turnen, das Zehnminutenturnen, auf die Atmung und Haltung der Jugend eingewirkt werden, wie es K. Möller in der 5. Auflage seines Werkes in vortrefflicher Weise zeigt. Zum Segen unserer Jugend und unseres Volkes sollte es in allen Schulen eingeführt werden." (Pädagogische Warte.)

**Kinderturnen.** Anregungen zur körperlichen Erziehung der Kinder vor d. Schuleintritt für Eltern, Erzieher und alle Freunde einer gesunden u. frischen Jugend von Prof. Dr. H. v. Baeyer u. Studienprofessor Fr. Winter. 4. Aufl. Mit 62 Abb. Kart. *RM* 1.60

„Das Büchlein enthält nicht nur sehr gute Anweisungen für die leibliche Erziehung, es verrät auch eine feine Kenntnis der kindlichen Seele. Es bietet nicht nur Eltern, sondern auch jedem Erzieher gute Anregungen, nimmt auf das Schulleben Bezug, und die Übungen reizen zum Versuch." (Pädagogische Blätter.)

**Verlag von B. G. Teubner in Leipzig und Berlin**

**Schwimmen in Schule und Verein.** Von Rektor u. städt. Turnwart H. Lotz. 2. Aufl. Mit 160 Fig. u. Abb. Kart. *RM* 2.20
„Lotz ist ein erster Fachmann auf dem Gebiete des Schwimmens. Der Leser fühlt auf jeder Seite, das Buch ist aus der Praxis entstanden und für Schule und Verein in jeder Beziehung gleich brauchbar." **(Körper und Geist.)**

**Das Wandern.** Anleitung zur Wanderung und Turnfahrt in Schule und Verein. Im Auftrage des Zentralausschusses verfaßt v. Prof. F. Eckardt. 4., umgearb. Aufl. Mit 24 Abb. Kart. *RM* 1.40
„Es sind treffliche Ratschläge, kurz und packend, die hier zusammengestellt sind. Wer so wandert, dem wird diese leichteste und schönste aller Körperübungen zur Freude, zum Genuß und Segen an Geist und Körper werden. Für unsere Wanderabteilungen, für unsere Führer von Schüler- und Jugendabteilungen beiderlei Geschlechts ein unentbehrliches Buch." **(Turnblatt aus Schwaben.)**

**Landschaftliche Schönheit.** Von Geh. Studienrat Prof. Dr. H. Stürenburg. Mit 11 Abb. auf 10 Tafeln. Kart. *RM* 2.50
„Nicht Rezepte etwa zu Ausflügen oder Ratschläge werden geboten; aber mit klugen Worten zeigt man uns, worin der Zauber dieser oder jener Landschaft liegt. Und alles ist verklärt von tiefer Heimatliebe." **(Dresdner Hausfrau.)**

**Schülerausflüge.** Eine Quelle der Kraft und Freude. Von Prof. Dr. H. Schomburg. Kart. *RM* 1.40
„Wir können das Buch allen Führern der Jugendwanderer warm empfehlen. Die einzelnen Kapitel sind von so hoher Begeisterung getragen, der Inhalt ist so meisterhaft dargestellt, daß jeder Leser hingerissen ist und den Verfasser im Geiste auf seinen Wanderfahrten begleitet." **(Die Jugendherberge in der Nordmark.)**

**Leichte Geländespiele für die deutsche Jugend.** Von Studienrat H. Rosenstengel. Mit 20 Abb. Kart. *RM* 1.—
Eine Beschreibung von 30 leichteren Geländespielen, die im Gegensatz zu fast allen bisher vorhandenen Anleitungen ohne erschwerenden Apparat und ohne große Vorbereitungen auf wenigen einfachen Spielregeln beruhen, an denen sich aber die kühnsten kriegerischen Gedanken der Jungen emporranken können.

**Erste Hilfe** bei Unfällen in Schulen, Turn-, Spiel-, Schwimm- u. Sportvereinen, auf Wanderfahrten u. in d. Jugendpflege. Von Med.-Rat Prof. Dr. J. Müller. 4. Aufl. Mit 33 Abb. Kart. *RM* 1.20
„Die ‚Erste Hilfe' gehört zu den besten mir bekannten kurzen Samariterbüchern. Die Abbildungen sind durchweg klar und charakteristisch."
**(Monatsschrift für das Turnwesen.)**

**Rechtsfragen aus dem Gebiete der Leibesübungen und der Jugendpflege.** Von Prof. Dr. R. Weyl. Kart. *RM* 1.40
„Diese Winke sollte jede führende Persönlichkeit in der Deutschen Turnerschaft lesen, beachten und anderen Leuten zur Beachtung empfehlen. Möge das Buch gekauft werden und viel Segen stiften." **(Deutsche Turnzeitung.)**

**Sport.** Von Generalsekretär Dr. h. c. C. Diem. Mit 1 Titelbild und 4 Spielplänen. (ANuG Bd. 551.) Geb. *RM* 2.—

**Das Buch vom Tennis.** Von O. Kreuzer. Bearbeitet unter Mitwirkung von Dr. R. Gros. Mit einem Geleitwort von Dr. O. Froitzheim und einem Beitrag „Von unseres Sportes Werdegang" von Dr. H. O. Simon. 2. Aufl. Mit 33 Abb. auf Kunstdruckpapier. In Ganzleinen (Taschenband) *RM* 6.—

**Verlag von B. G. Teubner in Leipzig und Berlin**

# Spiel und Tanz

**Kommt zum Tanz!** Volkstänze und freie Tänze mit Klavierbegleitung und Nebenheften für Geige oder Flöte und Laute. Gesammelt und beschrieben von A. Sievers. Musikalisch und textlich bearbeitet von K. Wahlstedt. Zeichnungen von G. Egg. Umschlagzeichnung von K. Hamann. Kart. RM 3.60. Nebenhefte je RM —.60

**Deutsche Paartänze.** Gesammelt und bearbeitet von W. Schulz. Klaviersatz von R. Gabriel. Kart. RM 2.50

**Jugendtänze.** Von E. Janietz und D. Giebel. [Erscheint August 1927.]

**Alte und neue Volkstänze.** Gesammelt von E. Cario. Klaviersatz von L. Schulz. Mit Buchschmuck nach Scherenschnitten von O. Giesecke. 6. u. 7. Aufl. Kart. RM 1.60. Hierzu erscheinen Beihefte für Geige, Laute und Gitarre.

**Neue Märkische Tänze.** Von E. Janietz und D. Giebel. Klaviersatz v. B. Schneider. M. 8 Bild. Kart. RM 2.40

**Bunte Tänze aus Pommern.** Gesammelt und bearbeitet von W. Schulz. Klaviersatz von R. Gabriel. 1. Heft. Kart. RM 2.—.

**Maientanz — Erntekranz.** Von W. Schulz. (Bunte Tänze aus Pommern. 2. Heft.) [Ersch. Aug. 1927.]

**Geestländer Tänze.** Von A. Helms und G. Blasche. Klaviersatz von W. Koehler-Wümbach. 2. Aufl. Kart. RM 1.—

**Volkstänze.** Von Gertrud Meyer. Mit Umschlagbild von L. Richter. 7. Aufl. Mit zahlreichen Notenbeispielen. Kart. RM 1.20

**Tanzspiele und Volkstänze.** Neue Folge. Von Gertrud Meyer. Mit zahlreichen Notenbeispielen. 6. Aufl. Kart. RM 1.40

**Tanzspiele und Singtänze.** Von Gertrud Meyer. 13. Aufl. Mit zahlr. Notenbeispielen. Kart. RM 1.20

**Tandaradei.** Neue Tänze nach den alten Abendtänzen und andere Tanzweisen. Herausgegeben von M. Tepp. Lautensatz von Musikdirektor Bernh. Schneider. 2. Aufl. Kart. RM 1.—

**Tanzt in einem Kreise.** Nordische Singtänze. Gesammelt von A. Hirschfeld. 3. Aufl. Kart. RM 1.20

**Der Volkstanz.** Geleitet von E. Ritter-Cario unter Mitwirkung von O. Ilmbrecht, L. Burckhardt, E. Janietz u. a. Jedes Heft RM —.30, 10 Exemplare und mehr je RM —.25

**Singet und tanzet!** Kindertänze für den Schulgebrauch. Tanzbeschreibung von Anna Sievers. Musikalische Beschreibung von K. Wahlstedt. Mit Buchschmuck und Umschlagzeichnung von K. Hamann. Kart. RM 3.—

**Singspiele.** Im Auftrage des Ausschusses für Volksfeste verfaßt von M. Radczwill. 6. Aufl. Mit 23 Federzeichnungen von J. Fröhlich. Kart. RM 2.40

**Reigen-Sammlung.** Mit Anhang: Tanzen nach Instrumentalmusik. Von M. Radczwill. 7. Aufl. Mit 22 Abb. Kart. RM 2.40

**Kindertänze.** Von L. Burckhardt und E. Janietz. 1. Heft. Von E. Janietz. [U. d. Pr. 1927.]

**Klingender Feierabend.** Zum Liedersang den Lautenschlag, wie ich ihn leicht erlernen mag. Von Dozent E. Wild. Mit zahlr. Abbildungen und Buchschmuck von M. Heßler. Kart. RM 2.—

**Verlag von B. G. Teubner in Leipzig und Berlin**

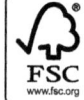

MIX
Papier aus verantwortungsvollen Quellen
Paper from responsible sources
FSC® C105338

If you have any concerns about our products,
you can contact us on
**ProductSafety@springernature.com**

In case Publisher is established outside the EU,
the EU authorized representative is:
**Springer Nature Customer Service Center GmbH
Europaplatz 3, 69115 Heidelberg, Germany**

Printed by Libri Plureos GmbH
in Hamburg, Germany